汉竹编著·健康爱家系列

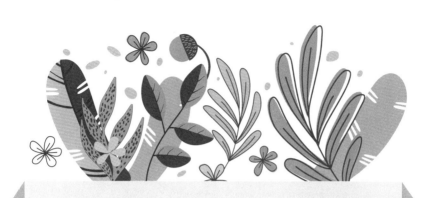

祛寒湿补气血

养出女人年轻态

刘宝琴 主编

U0260773

江苏凤凰科学技术出版社 · 南京

图书在版编目（CIP）数据

祛寒湿补气血　养出女人年轻态 / 刘宝琴主编 . — 南京 : 江苏凤凰科学技术出版社 , 2023.10
　　ISBN 978-7-5713-3668-4

Ⅰ . ①祛… Ⅱ . ①刘… Ⅲ . ①女性 – 祛寒 – 基本知识②女性 – 祛湿（中医）– 基本知识Ⅳ . ① R254.1 ② R256

中国国家版本馆 CIP 数据核字 (2023) 第 138225 号

祛寒湿补气血 养出女人年轻态

主　　　编	刘宝琴	
全 书 设 计	汉　竹	
责 任 编 辑	刘玉锋　黄翠香	
特 邀 编 辑	张　瑜　郭　搏　宋　芮	
责 任 校 对	仲　敏	
责 任 监 制	刘文洋	

出 版 发 行	江苏凤凰科学技术出版社
出版社地址	南京市湖南路 1 号 A 楼，邮编 : 210009
出版社网址	http://www.pspress.cn
印　　　刷	南京新世纪联盟印务有限公司

开　　　本	720 mm×1 000 mm　1/16
印　　　张	12
字　　　数	240 000
版　　　次	2023 年 10 月第 1 版
印　　　次	2023 年 10 月第 1 次印刷

标 准 书 号	ISBN 978-7-5713-3668-4
定　　　价	39.80 元

图书如有印装质量问题，可向我社印务部调换。

导读

　　总是身重体乏、没力气；经常手脚冰凉、怕冷、怕吹空调；面色萎黄、暗沉、无气色；月经不调、量还少……

　　有没有想过这些可能是身体寒湿重、气血不足造成的呢？日常生活中，我们难免会因为种种不良生活方式导致寒湿之气入侵身体，体内寒湿之气较多就会影响气血的生成和运行。身体气血亏虚，其滋养四肢的能力便会下降，导致手脚冰凉，易生疾病。

　　本书贴心地为深受寒湿以及气血不足困扰的女性制订了"全天候"的保养计划，列举了多种常见的祛寒湿、补气血的食材，并且精心制订了相关菜谱。同时本书还介绍了多个可以祛寒湿、补气血的养生穴位，堪称全方位、立体化呵护女性健康的"贴心养生锦囊"。希望女性朋友们好好阅读和利用本书，开启自己的健康、美丽之路。

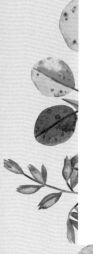

自然界中具有寒冷、凝结特性的外邪即为寒邪。寒邪侵入人体，造成体内有寒。女性体内的阳气被寒邪所伤，身体对外界的抵抗能力自然会下降。

机体气血津液的运行，依赖着阳气的温煦推动。寒邪侵入人体易伤及体内阳气，阳气温煦不足，气血就会凝滞不通，不通则痛，故疼痛是寒邪致病的重要特征。由寒邪造成的疼痛，得温会减轻，遇寒则加剧。有些女性在经期出现小腹痛，此时用热水袋敷一下会缓解很多，就是这个道理。

女人体内有寒的信号

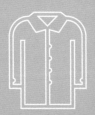

怕冷、手脚冰凉

总比别人穿得多，却还觉得不够暖。怕冷，经常手脚发凉，有时腰腹部也凉凉的。

《黄帝内经》：故天之邪气，感则害人五脏；水谷之寒热，感则害于六腑；地之湿气，感则害皮肉筋脉。

释义：自然界中的邪气，侵袭人体会伤害五脏；饮食如果寒热失宜，也会对人体的六腑产生危害；地下的湿气，如果进入人体，就会对皮肉以及筋脉产生危害。

鼻尖温度低

常温状态下，鼻尖的温度比手心的温度低。

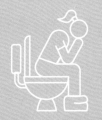

腹痛、腹泻

一喝冷饮、吃凉的食物，或在空调房内待久了，会感觉不舒服，甚至会腹痛、腹泻。

舌苔白、厚

舌头边缘有明显齿痕，舌苔白、厚，看起来滑而湿润，说明体内有寒。

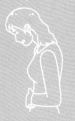

痛经、月经不调

经期、经前身体疲倦乏力，腰腿、手脚发凉，小腹痛，热敷会缓解，遇寒会加剧疼痛。长期受寒邪影响，还会出现月经不调的症状。

女性体内有湿，其实不难判断，只要平时多观察自己身体的变化，就能发现体内湿气的"苗头"。如能及时把湿气拦截在外，就能避免由湿邪入侵导致的宫寒、痛经等问题，保持身体好状态。

女人体内有湿的信号

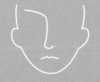

看头面

头发容易出油，两天不洗感觉要粘在头皮上；面色暗沉，油腻长痘。

《黄帝内经》：因于湿，首如裹，湿热不攘，大筋缓短，小筋弛长，缓短为拘，弛长为痿。

释义：人体如果被湿邪侵犯，头部就会感到十分沉重，像被东西层层包裹一样。如果不能及时消湿邪，湿邪淤积在体内就会形成湿热，导致身体大小诸筋受到伤害。大筋受到伤害会伸展不利而拘挛；小筋受到伤害会松软无力而痿弱。

看大便

大便不成形，或者黏腻，容易粘在马桶上，不易冲净。

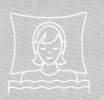

看状态

懒得动，懒得起床，老想坐着、躺着，有时坐着就能睡着。不管是午休还是晚上睡觉都会流口水。感觉脸和手臂总是黏糊糊的，不清爽。

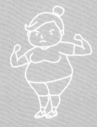

看体型和脖子后面的横纹

体型肥胖，脖子后面的横纹是黑色的。特别是痰湿型虚胖，一般都是体型圆润，肌肉较为松软。

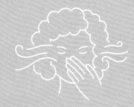

嘴巴异味

湿气重可能影响脾胃运化功能，从而导致嘴巴有异味。

《黄帝内经》中说："盖有诸内者，必形诸外。"意思是说，如果人体内出现了问题，一定会在外形方面有所反映。如果你的气血充足，必然就会有相对健康的外形；如果气血失调，就一定会通过五官、形体、情绪等反映出来。那么，如何捕捉这些信息呢？

女人气血不足的信号

《黄帝内经》： 血气者，喜温而恶寒。寒则泣不能流，温则消而去之，是故气之所并为血虚，血之所并为气虚。

释义： 血和气的共同特点就是，喜欢温暖，厌恶寒冷。寒冷会导致气血凝滞，流动艰涩；而温热会让凝滞的气血消散，让气血运行顺畅。因此，气若偏胜，就有血虚的现象；而血若偏胜，就有气虚的现象。

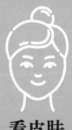

看皮肤

一般来说，健康女人的皮肤红嫩有光泽，这就表示气血充足。有的人肤色萎黄、㿠白无华，或者脸色发暗，这些都是气血不足的表现。还有的人面部皮肤只有隐红而无光泽，说明身体血足、气不足；有的人脸上皮肤有光泽但没有血色，说明气足，而血不足。

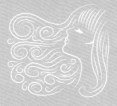

看毛发

眉毛乌黑浓密，说明肾气充沛；眉毛平淡稀少，说明肾气虚弱。另外，如果头发乌黑、浓密，说明气血充足；如果头发出现干枯、掉发、变黄、变白、开叉等现象，则说明气血不足。

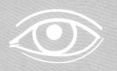

看眼睛

眼睛也会反映身体的气血状况。如果你的眼睛黑白分明，而且眼神灵活、炯炯有神，说明气血充足；一旦眼睛变得无神，或者出现眼袋、黑眼圈等，就说明气血不足了。

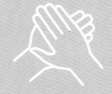

摸手温

有的人手掌一年四季都很温暖，而且手心、手背的温度相差不大，这样的人大多气血充足、身体健康。有的人双手常是冰冷的，或者手心、手背的温度差异很大，这表示体内的气血出现了不足或失衡的情况。

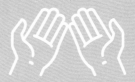

看手掌

如果手掌没有光泽、干皱无华，颜色呈苍白或蜡黄色，说明气血两亏，营养不良。将手伸出来，用力握拳几秒后再展开。等待几秒后，如果手指颜色明显比手掌颜色深，甚至发暗发紫的话，说明体内的湿气比较重，而且血液比较黏稠，容易血淤。

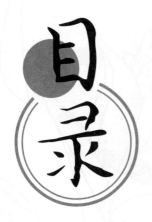

第五章
中医理疗，祛寒除湿补气血

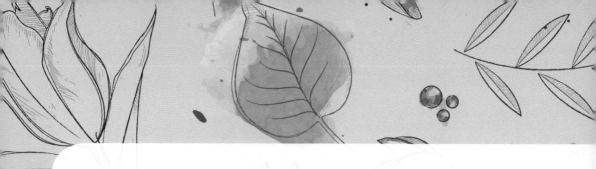

第六章
常见妇科病症，不可不重视

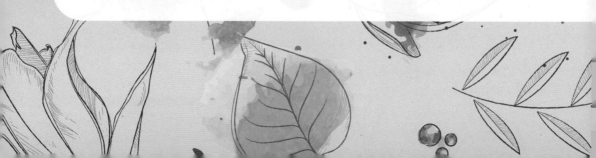

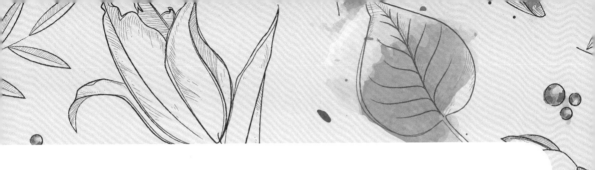

第七章
特殊时期，
给自己特殊的关爱

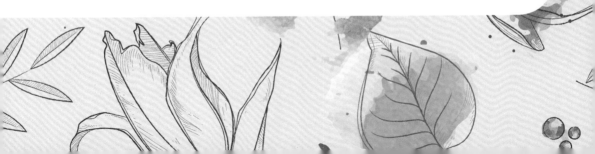

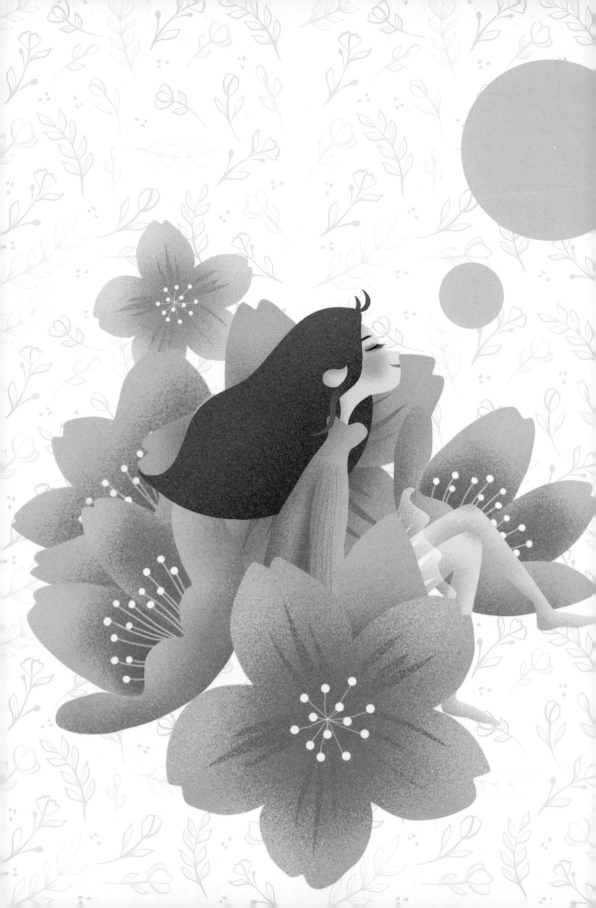

第一章

祛寒湿、补气血，女人一生的必修课

随着生活压力的增大和生活节奏的加快，越来越多的女性开始出现长痘、黑眼圈、掉发、宫寒、痛经等与气血和寒湿有关的问题。本章介绍了寒湿的来源、如何避免形成寒湿体质、气血对人体的重要性以及气血的形成等内容。让你对自己的身体情况有所了解，进而有的放矢地解决上述问题，做个"冻龄美人"。

寒湿——透支美丽的"幕后黑手"

《黄帝内经》中提道："寒湿之中人也，皮肤收，肌肉坚紧，荣血泣，卫气去，故曰虚。"意思就是说，寒湿之邪气伤人，使皮肤拘急，肌肉坚紧，营血滞涩，卫气耗散，所以叫作虚证。女性长期体内寒湿当道，面色会变得萎黄而没有光泽，面部容易长斑。很多女性更年期提前，也可能是由于体内寒湿的缘故。

千寒易除，一湿难去

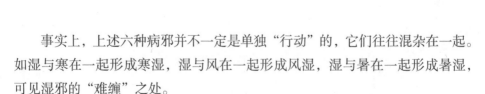

风、寒、暑、湿、燥、火这六种病邪中，湿邪比较难祛除。古话说"千寒易除，一湿难去，湿性黏浊，如油入面"。"湿性黏浊，如油入面"更是说出了湿邪的特点。湿气十分黏浊，进入人体后，像油和面混合在一起，很难将油再从面中分离出去。受到湿邪侵害的人，往往感觉自己像穿了一件湿衣服、头上裹了一块湿毛巾一样又潮又闷。

事实上，上述六种病邪并不一定是单独"行动"的，它们往往混杂在一起。如湿与寒在一起形成寒湿，湿与风在一起形成风湿，湿与暑在一起形成暑湿，可见湿邪的"难缠"之处。

湿邪虽然可怕，但并不是不可祛除。只要养好阳气，使之旺盛充盈，湿邪就容易被祛除。

女子多湿，湿聚成痰生百病

湿邪是自然界中具有黏滞、重浊、趋下等特性的外邪。湿邪侵入人体，留滞在脏腑经络中，易阻滞气机，从而使气机升降失常，常有胸闷、不思饮食、脘痞腹胀、便溏不爽、小便短涩等症状。如有些女性一到长夏，就不思饮食。另外，湿邪还有易袭阴位的特点，这也给女性带来不小的困扰。

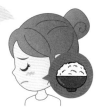

湿性黏滞：湿病症状多黏滞而不爽，如大便黏腻不爽、小便涩滞不畅、分泌物黏浊、舌苔黏腻等；病程较长，往往反复发作或缠绵难愈，如妇科炎症，多是反复发作，不易好转。

湿性重浊：身体沉重，如头身困重、四肢酸楚等；易出现排泄物和分泌物秽浊不清的现象，如脸看起来脏兮兮的、眼屎多、大便溏泻、小便浑浊、妇女黄白带下过多等。

湿性趋下：水湿所致的水肿多见于下肢，女性下半身寒湿表现为女性白带过多、痛经等。

小心寒湿体质

长期生活在寒湿环境中，喜欢吃寒凉的食物，可能会导致寒湿内蕴，形成寒湿体质。这类人大多性格温和沉闷、体型偏胖、少动。月经不调、痛经很容易"找上"寒湿体质的女性。这类女性往往面色晦暗，总是感觉身体沉重，下肢容易浮肿，手脚冰凉，容易腹泻，舌苔厚、舌体胖大有齿痕。

寒湿体质者如何调理？

远离寒湿环境，选择干燥通风、温暖的居住环境，让身体温暖起来；不吃寒凉食物，多喝热水，饮食有节制；多运动，经常用热水泡脚。

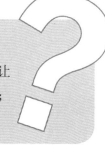

气血——生命之根本

《黄帝内经》中说："血气不和，百病乃变化而生。"那么，究竟什么是气血呢？打个比方，"气血"其实类似于汽车的汽油、手机里的电池，如果汽油加满、电池电量充足，汽车和手机就能正常使用；反之，汽车会熄火、手机会关机。气血是生命之根本，人体的五脏、经络、骨骼乃至毛发、皮肤都需依赖气血的滋养。也就是说，只有气血充足、通畅，我们才更健康。女人气血充足、通畅，才能容颜常驻。

气为血之帅，血为气之母

《黄帝内经》——

营气者，泌其津液，注之于脉，化以为血，以荣四末，内注五脏六腑，以应刻数焉。

说到"气血"，大家一定都不陌生。现在的电视健康类节目和保健养生的图书中，常会提到"养气血"。中医认为，气为血之帅，血为气之母。一个人健康的标准就是气血充足、通畅。那么，究竟什么是气血呢？它是如何影响我们的身体状况呢？

气血充足了才能远离疾病

《景岳全书》中说："人有阴阳，即为血气。阳主气，故气全则神旺；阴主血，故血盛则形强。人生所赖，唯斯而已。"中医认为，气和血对人体都十分重要，只要气血充足，运行通畅，人体就不会出大问题。

如果将人体比喻成大自然，血相当于水，气相当于风，水必须在风的推动下，才能向前涌动。如果气不通，血自然也不会畅，这就是中医常说的"气滞血淤"了。另外，正常人的血之所以能在脉中循行而不溢出脉外，主要依赖于气对血的固摄作用。所以，很多有出血症的患者是由气虚引起的，因为"气不摄血"了。

换个角度看，血为气生长的土壤。由于气的活力很强，易于逸脱，所以必须依附于血和津液而存在于体内。临床实践中，一般人出血的患者，往往会伴有不同程度的气虚。所谓"无气则无血，无血则无气"，只有气血都充足，才能远离疾病，获得健康。

气血要补，也要调

很多人有这样的经历，明明是脾虚，却为什么越补越虚呢？其实，这是由于方法没找对。有的人脾虚的表现是能吃下饭，消化功能也比较正常，如果没有其他不适，则可以考虑补气。

可是，有些脾虚的人，连饭都吃不下，且肚子发胀、身体发肿、舌苔厚腻，这就是典型的湿邪困脾。这种情况说明脾胃的功能不强，不能运化食物。这时如果进补的话，肚子反而会更胀，不但没有起到补的作用，反而还加重了肠胃负担。

所以，气血出现失和时，不要盲目进补，而是要先了解自己的身体状况，再对症调理。

老百姓常说"能吃是福"。如果你吃进来的食物能消化，营养物质能够化生气血，这时，人就不易生病，即使生病了也能很快好起来。反之，就容易生病，也不易好起来。

气血从何处而来

《黄帝内经》——

阳气者,
若天与日,
失其所则折寿
而不彰,
故天运当以日光明,
是故阳因而上,
卫外者也。

人身上的阳气像太阳一样重要。人体阳气失其运行,就会减损寿命。

中医认为,生命物质虽有精、气、血、津、液之分,但皆本源于气。气聚而成形,散而无形。气与精、血、津、液是相对而言。气无形,而精、血、津、液有质。气化为形,形气相互转化的气化过程为:精血同源、津血同源,精、津、液化而为血,血涵蕴精与津、液。传统中医对于人生命活动所需的基本物质,都统称为"气血",所以会有"人之生,以气血为本;人之病,未有不先伤其气血者"的说法。

气的生成与作用

气的生成,总体来说,主要来自三个方面,即肾中之精气,主要为禀受于父母的先天之精气;水谷之精气,由脾胃化生的后天之精气;以及经肺所吸入的自然界的清气。

先天之精气,依赖于肾藏精气的生理功能,才能充分发挥先天之精气的生理效应;水谷之精气,依赖于脾胃的运化功能,才能从食物中摄取而化生;存在于自然界的清气,则有赖于肺的呼吸功能,才能被吸入。因此,从气的来源或气的生成来看,除与先天禀赋、后天饮食营养,以及自然环境等状况有关外,同时与肾、脾胃、肺的生理功能密切相关。

人体之气有非常重要的作用，大致可归纳为以下五种生理功能。

推动作用：气可以促进人体生长发育，激发各脏腑组织器官的功能活动，推动经气的运行、血液的循行，促进津液的生成、输布和排泄。

温煦作用：气维持并调节人体的正常体温，气的温煦作用保证人体各脏腑组织器官及经络的生理活动，并使血液和津液能够始终正常运行而不致凝滞、停聚。

防御作用：气具有抵御邪气的作用。一方面，气可以护卫肌表，防止外邪入侵；另一方面，气可以与入侵的邪气作斗争，以驱邪外出。

固摄作用：气可以保持脏腑器官位置的相对稳定，并可统摄血液防止其溢出脉外；控制和调节汗液、唾液、尿液的分泌和排泄，防止体液流失；固藏精液以防遗精滑泄。

气化作用：气化作用即通过气的运动可使人体产生各种正常的变化，包括精、气、血、津液等物质的新陈代谢及相互转化。

血的生成与作用

中医认为血主要由营气和津液组成。血具有营养和滋润的生理功能，体现于面色、肌肉、皮肤、毛发、感觉、运动等方面。另外，血是机体精神活动的主要物质基础。

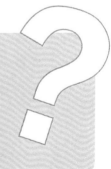

女性气血不足和气血淤滞有区别吗？

女性气血淤滞一般会出现月经不调、经血有血块、痛经等症状，可能会有卵巢囊肿、乳腺增生等问题。气血不足会导致睡眠不好、月经推迟，还会出现黄褐斑、头发稀疏等问题。

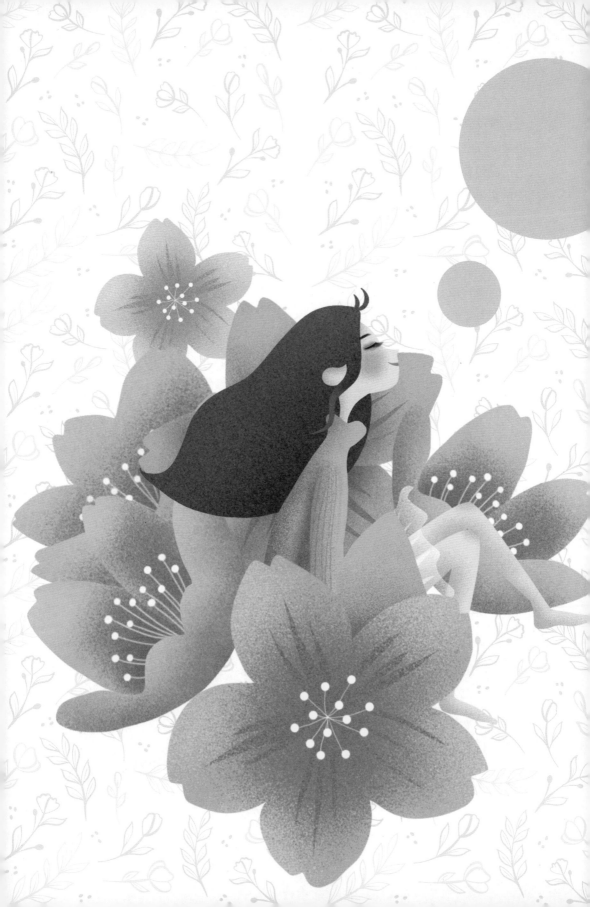

第二章

别让坏习惯加重寒湿、"偷走"气血

脸上的黄褐斑越来越多，身体莫名其妙地发胖，月经也不规律，晚上还总是失眠……为什么会出现这些问题？可能是生活中的一些坏习惯让寒湿乘虚而入，气血有了损失，从而导致身体出现了诸多问题。本章介绍了一些生活中常见的坏习惯及其危害，希望大家对书自查，并做出改变，让自己更加神采奕奕。

百病从寒起，寒从脚下生

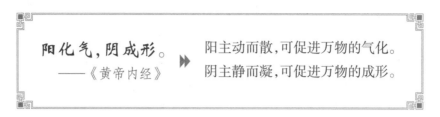

阳化气，阴成形。
——《黄帝内经》

阳主动而散，可促进万物的气化。
阴主静而凝，可促进万物的成形。

脚距离心脏较远，血液供应相对较差，血液带来的热量也就少；另外脚的脂肪层薄，御寒能力差，特别容易受寒。在中医观念中，腿脚部位是经络汇集的地方，这里受寒，就很容易出现呼吸、消化系统等方面的疾病，如感冒、咳嗽、呼吸道感染、慢性腹泻等。所以俗语常说"养树需护根，养人需护脚"。中医认为，脚与人体的五脏六腑、四肢百骸都有较为密切的关联。人体的双足接地气，自然界的风寒湿痹之气易经双足侵犯人体，故有"百病从寒起，寒从足下生"的说法。

小病也会拖很久

同一种病，有的人病来得快，发病急且重，但痊愈得快；有的人病来得慢，表面上疾病症状也不重，但痊愈得慢，甚至反复难愈。这是为什么呢？

说到底，这是阳虚惹的祸。阳气有保护身体、抵抗外邪的作用。而我们一般认为的疾病表现，如头痛、发热等，就是人体阳气与外邪斗争时带来的一些反应。"斗争"越激烈，症状表现就会越重。当人体阳气不足时，抵抗外邪入侵的能力弱，于是外邪一路长驱直入，没怎么经历"斗争"，当然也就没有什么激烈反应了。在这种情况下，患者的疾病症状反而会比较轻。但实际上，外邪已经入侵得很深，且由于身体阳气亏虚不能驱邪外出，所以外邪盘踞的时间就长，表现出来就是疾病症状较轻，但痊愈得慢。

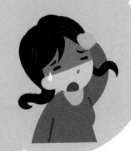

重视脚和膝盖的保暖

中医认为："形盛则有余，干瘦则不足。"气血旺盛的人，大多外形强壮、皮肤润泽、精神饱满；气血不足的人，大多干瘦羸弱、精神萎靡。这句话同样可以用来描述气血对于双脚的影响。一双外形饱满、润泽的双脚，是气血旺盛、精力充沛的表现；而一双外观干枯无华、又瘦又小的脚，则是气血亏损、体质衰弱的迹象。另外，如果双脚的肌肉过于松软，多是气虚的表现；如果过于僵硬，多是气滞血淤的表现。阳虚的人，较为明显的特点就是经常手脚冰凉。体内阳气不足，四肢末端血液循环差，手脚就会冰凉。夏天还好，一到冬天就很受罪，有时睡一晚，醒来后脚还是冰凉的，只有在泡脚的时候才能暖和。

有些女性会有这样的疑惑：明明没有患风湿或其他疾病，但膝盖总是感觉疼痛。这种情况有可能是因为长时间受凉或较大的温差导致的。若体内本来有寒，则更容易受到外在风寒的侵袭，造成膝盖疼痛。此时，一般通过热敷、按摩可有效缓解。但是若症状持续时间较长，且呈持续加重趋势，一定要引起重视。平时要注意膝部保暖，避免风寒侵体。

严寒的冬季，阳气潜藏，阴气旺盛，人体的阴阳消长代谢也处于相对缓慢的水平。此时更应注意保暖，千万不能"要风度不要温度"，否则会导致寒气侵体，危害身体健康。

寒气会怎样影响女性?

长期处于寒凉环境中的女性会宫寒。宫寒，指的是子宫内的阳气不足，寒邪内聚。宫寒主要与肾阳不足有关系，这样的女性手脚冰凉，脸色苍白，非常怕冷。

饮食寒凉，身体湿气重

> 经水出诸肾。
> ——《傅青主女科》
>
> ➤ 肾为天癸之源、冲任之本、气血之根，肾与胞宫相系，与脑髓相通，是五脏六腑之本。月经的产生以肾为主导。

寒邪并不仅仅指气候和环境的寒冷，饮食寒凉也属于寒邪。饮食寒凉，容易损伤脾胃阳气，脾胃和则水谷精微布散有序，灌溉四肢百骸。若脾胃运化水液失常，可致水液在体内停滞，加重身体寒湿，并导致体内气血运行不畅，从而出现腹痛、腹泻、月经不调、痛经等症。

谨防寒从口入

经常吃寒凉的食物，不仅会损伤脾胃阳气，还会伤及小肠的阳气，影响小肠的消化和吸收功能，造成消化功能紊乱、腹泻、腹痛等症状。《黄帝内经》中说："其寒饮食入胃，从肺脉上至于肺则肺寒，肺寒则外内合邪，因而客之，则为肺咳。"寒气入胃，循行至肺，肺也会受寒，导致咳嗽。

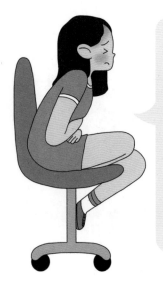

痛经与饮食寒凉相关

痛经主要有两方面原因：一方面是体内有寒；另一方面是精血不足，阴损及阳。寒邪会导致气血运行不畅，胞宫失养，则易导致痛经。精血不足，阴损及阳，也会影响到气血的滋养、流动，由此导致痛经。有些女性长期饮食寒凉，则易损伤脾胃阳气，加重身体寒湿，引发痛经。因此，女性在饮食方面需掌握的原则是少吃寒凉食物，多摄取一些温热食物。

身体有寒湿的女性这样吃

体内有寒湿的女性在饮食上可多吃羊肉、生姜、红枣、桂圆等温补类食物。痛经且没有高血糖问题的女性，平时可以用红糖进行食疗。因为红糖具有补血、活血、暖身的多种功效，可以调整身体的阴阳气血。

另外，体内有寒湿的女性，要多吃固肾气、暖脏腑的食物，还可以食用红小豆等祛湿气、养心脾的食物。

好习惯缓解宫寒、痛经症状

对于宫寒或痛经的女性来说，有两条经脉非常重要，即冲脉和任脉。冲任二脉可以调节气血，温暖胞宫，使月事正常。若是冲任二脉受寒，任脉和冲脉调节气血的功能就会减弱，从而导致两种后果：第一，调节气血的能力不足，不能充分发挥统领作用，导致气血减少；第二，寒邪客于任脉和冲脉。血具有遇热则行、遇寒则凝的特点，寒邪为阴邪，有寒凉之性，容易导致气血运行不畅。冲任二脉气血不足，流动性又差，就会影响到月事。月经期紊乱、月经量偏少，都是冲任二脉受邪的典型症状。所以，对于女性来说，一定要做好防寒保暖工作，护好冲脉和任脉，防止此二脉受寒。天冷加衣，夏天尽量减少开空调的时间，少吃生冷食物，冬天多用热水泡脚，这些都是防寒的好举措。

怎样区别痛经是实证还是虚证？

经前期痛多属于实证，经后痛多属于虚证。在按摩后疼痛减轻，属于虚证；越按摩越痛则说明是实证。

温馨提示　本书所介绍的食疗、理疗方法仅做参考，不能代替正规药品或治疗手段。特殊人群（如基础病患者、月经期妇女、孕产妇以及正处于青春期的少女）应在咨询医生后谨慎使用。

美丽"冻"人，当心寒从体入

> 血见热则行，见寒则凝。 ▶ 气血在温热的条件下则运行通畅，遇到寒冷则运行不畅，容易凝滞。

健康的人，气血在经络中是川流不息、循序运行的，一旦受到寒邪侵袭，气血就会出现凝滞，导致经络受阻。中医认为：血见热则行，见寒则凝。身体被寒气侵袭的地方，必会气血淤阻；"寒则气收，热则气疾"，气机一收，气血运行自然就不那么畅通了。在中医理论中，有"六淫"之说，主要是指风、寒、暑、湿、燥、火六种外感病邪。其中古人常说寒为"阴邪"，会压抑和阻遏阳气的运行，并会损伤人的阳气。

女性体寒毛病多

女性属阴盛寒重之体，天生阳气就较为虚弱。现实生活中很多女性不是手脚不温，就是畏寒怕冷。民间也一直有"十个女人九个寒"的说法。

现代医学研究表明，神经调节和内分泌调节功能在体温 36.5~37 ℃ 时能够更好地发挥作用。一旦体温低于 36.5℃，皮肤上的神经感应器便会迅速将这一信息传递到位于下丘脑的体温调节中心，随后体温调节中心就会通过自主神经进行调节，使身体外周血管收缩，减少热量散失。当女性遭遇寒冷刺激时，很有可能诱发"下丘脑（垂体）—卵巢—子宫性腺轴"功能障碍，往往会出现月经不调、排卵异常等症状。所以不少医学专家认为，低温寒冷是造成女性疾病的罪魁祸首之一。

从中医角度来说，男人性热属阳，需要"冷养"；而女人性寒属阴，需要"热养"。女性的子宫就十分惧怕低温寒冷的刺激，若不注意小腹、会阴部位的保暖，就会引发月经不调、痛经等病症。

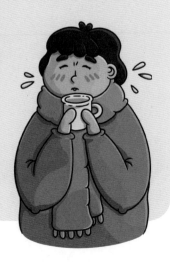

别为寒湿打开大门

夏日炎炎，躲进空调房已成为大多数人避暑的选择，殊不知空调冷气的开放也为"寒湿"入侵身体打开了方便之门。过低的温度直接导致室内寒气过重，寒湿入侵从而伤及人的阳气，降低人的免疫功能，易诱发上呼吸道感染等疾病。夏天开空调本来就与中医提倡的"春夏养阳"的养生原则背道而驰，因为夏季适量出汗能够使阳气外扩到身体表面，将津液输送给肌肤，从而保持机体内的阴阳平衡。长时间待在空调房里，首先就会导致皮肤毛孔开闭功能失常，引起体内气血循环不畅；接着就会影响人体正常的散热排汗功能；最后会影响脾胃的运化功能。

此外，一些年轻女性穿衣服越来越追求露、透、薄，小腹及会阴部不注重保暖；在寒冷的冬天，仍然喝着寒气冲天的冰镇饮料，食用大量性寒的水产品……这些坏习惯正侵蚀着人体内的阳气，损害着身体健康。

如果人的体内又寒又湿的话，就像待在冰箱里一样。血液在这样的环境里运行，自然就会越流越慢，时间长了，就会导致气血不通、经络淤堵。

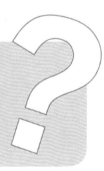

怎样判断自己是否体寒？

体寒的人往往阳气不足，表现为手脚冰凉、面色暗淡，这是由体内血液循环不好造成的。长期体寒，还会在一定程度上影响女性的生育功能。

经常熬夜，损耗气血

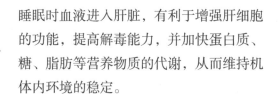

人卧血归于肝。
——《黄帝内经》

▶ 睡眠时血液进入肝脏，有利于增强肝细胞的功能，提高解毒能力，并加快蛋白质、糖、脂肪等营养物质的代谢，从而维持机体内环境的稳定。

睡眠能补养阴精，增强身体的抗病能力。睡眠好的人，身体状况也往往比较好。若是长期睡眠不好，会气血虚，子宫、卵巢失养，甚至可能会诱发各种子宫、卵巢疾病。晚上尽可能早睡，女人熬夜会加快皮肤衰老，导致面色萎黄，易生色斑且难以祛除。

长期慢性消耗容易血虚

现代人工作压力越来越大，身体始终处在紧绷的状态，时间一长，身体势必会因劳累过度而消耗体内的精气，造成血虚。人在生病时，也会使机体生化气血的功能下降，从而需要消耗体内原有的气血，导致血虚。

同样，人在出大汗或者呕吐下痢时，也很容易耗损体内的阳气和阴液。此外，劳心过度、阴气暗耗，时间一长，也可能会造成血虚。可见，造成血虚的原因有很多，不过有些是我们平时稍加注意就可以避免的，比如在饮食上，不暴饮暴食、不偏食、不贪凉等；平时多注意休息，不要使身体过度劳累；学会减压，不要让自己长期背负沉重的心理负担等。

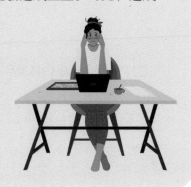

血虚和贫血不一样

一些人在得知自己血虚时，误以为自己患了贫血。事实上，血虚和贫血是两个完全不同的概念。对此必须认真区分，才能做到更有针对性地调理。

现代医学所说的贫血，是指血红蛋白浓度低于正常值（成年男性应在 120 克 / 升以上、女性应在 110 克 / 升以上）。

中医所说的血虚，是对面色苍白或萎黄、头晕眼花、失眠多梦、妇女月经量少及闭经等一系列症状的概括。因为中医所指的血，不仅指血液，还包括神经系统的许多功能活动。

因此，中医所说的血虚证，绝对不等同于现代医学的贫血症。但现代医学诊断的贫血症，则一般包括在中医血虚的范畴内。

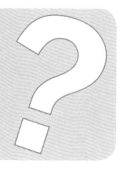

不得不熬夜的时候应该怎么补救？

熬夜容易造成阴虚，所以熬夜的时候要适量补水，多吃一些滋阴清热的食物，次日饮食也要清淡，不要吃得过饱，还可以多补充一些富含 B 族维生素的食物。

久坐不动，气血不畅

精明五色者，气之华也。
　　　　——《黄帝内经》

▶ 两目的神气和面部的五色，是机体脏腑精气的外在反映。脏腑精气充足，则目光炯炯有神，肤色明润含蓄。

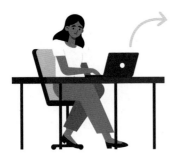

久坐不动伤气血

久坐不动容易导致颈部、背部僵硬，紧张感持续不退，继而导致颈椎、后背疼痛，还容易诱发各种心脑血管疾病。若久坐不动，女性的盆腔容易充血，导致子宫、卵巢等部位的气血循环不畅，诱发各种炎症，诸如宫颈炎等，还可能导致卵巢早衰。

活动出冷汗，气虚惹的祸

有的人不耐劳作，稍微活动一下就会大汗淋漓、气喘吁吁，甚至有时候没有活动，也会不自觉出汗。中医将这种不因劳累活动、天热、穿衣过暖和服用辛散药物等因素而自然出汗的表现，称为"自汗"。

自汗是由阳虚引起的。阳气的一个重要功能是固摄、控制体内的液态物质，不使其丢失。阳气不足时，人体腠理疏松，毛孔功能失常，体内阴液失去固摄，自然就出汗了。同时，腠理疏松后，外邪也很容易侵入。所以，阳虚的人容易生病，其实这就是卫气不足的典型表现。

卫气不足，体内的津液通过汗液的形式跑到体外。气虚的人，本来气的推动、营养和防护的功能就差，津液再一直往外流失，身体将会越来越弱。

动则养阳，多运动升阳

先天的肾精无法补充，易衰而难补，所以养肾的第一要义就是减少消耗，同时要增加产出。适量、温和的运动能够促生人体阳气。

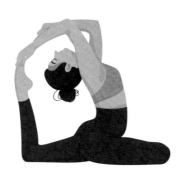

运动不要太剧烈，只要运动到身体微微发热、手脚变得温暖就可以了。尽量不要运动到大汗淋漓，因为一旦大量地出汗，津液就会受损，也是在间接地损耗阳气。工作时最好隔一个小时就起来活动一下。不方便时可以在椅子上做一下保健操，以促进气血循环。

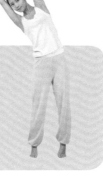

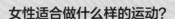

女性适合做什么样的运动？

适当做一下瑜伽的风吹树式能促进子宫、卵巢的气血循环，增强子宫附件的自我修复能力，有助于消除炎症、延缓衰老。

爱生闷气，气滞血淤

> 七七，任脉虚，太冲脉衰少，天癸竭，地道不通，故形坏而无子也。
>
> ——《黄帝内经》

▶ 女子到了49岁，任脉空虚，太冲脉衰微，月经断绝，形体衰老，无生育能力。

很多女性由于生活及工作压力大而无所发泄，导致心情郁闷、爱发脾气，还有部分人有脾气喜欢憋着，默默地生闷气。殊不知，暴脾气、郁闷、生闷气等对人的身体是非常有害的。气，是推动血液循环的动力，如果肝气郁结、气机不畅，自然无法提供充足的动力，血液也就会循环不畅，最终导致气滞血淤。

生气可导致气滞气郁

人们都有这样的体会，在非常愤怒时，会汗毛竖起、手足冰凉、肌肉收缩、全身发抖、说不出话来。长期生气或压力大，气机就难疏泄，造成气滞气郁。现代医学认为，经常生气、压力大，会导致人体激素分泌异常，进而导致血压、血糖升高，心率、呼吸加快，于是抵抗力开始减弱，生病的概率增大，易引发高血压、心脑血管疾病等。长期处于压力之下，还会损伤脑神经，出现记忆力减退、精力难以集中、难以控制自己的情绪等状况。经常发怒，会耗伤阴血，进而损伤阳气。

生闷气对女性的影响

伤肝。肝为"将军之官"，藏血，主怒，对肝伤害最大的就是情绪不畅了，生闷气、大怒、抑郁、沮丧、焦虑等都会影响肝的藏血以及疏泄功能，容易造成肝郁不舒、肝气不顺、肝胆不和。

伤脾胃。中医认为，五行相克，肝为木，脾为土，木克土，即意味着肝克脾。因此，人在愤怒、郁闷的时候，肝气郁滞，易伤脾胃，容易引起消化不良、食欲不振等症状。

伤肾。逆气冲击肾脏，影响肾功能，可引起腰膝无力等。

伤心。窝在心中的闷气，不能及时排出体外，继而入侵心脏，引起血流加速、心跳加快。

伤乳房。生闷气特别容易对乳房健康产生影响。特别爱生气的人容易出现乳腺增生，是因为乳房处于"肝经所过"之地，生闷气伤肝，肝气不出，容易郁结，肝气郁滞，轻则胸胁胀痛，重则血淤痰阻成为结节。

伤子宫。研究发现，得子宫方面疾病的人多有性格急躁的倾向。子宫在肝经分布之地，如果脾气急躁、爱生闷气，久而久之，肝郁气滞，气滞血淤，就容易生子宫肌瘤，引起卵巢功能衰退。

生气了该如何缓解

1. 做一些让自己开心的事情

做一些让自己开心的事情，来取代这些让自己不开心的事情。可以去逛街，买一些自己喜欢的衣服、鞋子等，或者看一场电影，听一场音乐会。

2. 转移注意力

当我们因为一个人或者一件事生气的时候，很容易钻进牛角尖里去，越想越生气。这个时候，我们就要尽快离开让我们生气的地方，转移自己的注意力，让情绪恢复平静。

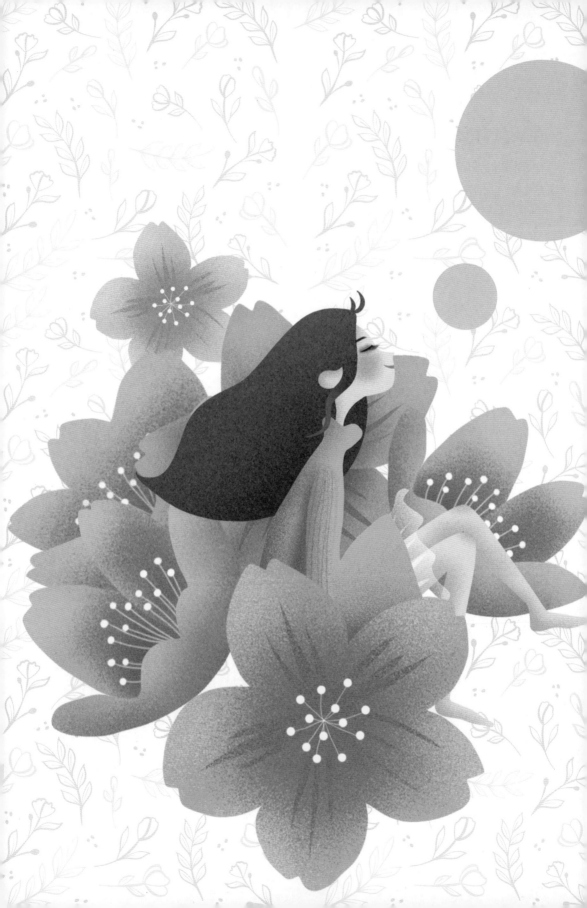

第三章

祛寒湿补气血时辰表，
给您全时段的呵护

中医认为，一天十二个时辰对应人体十二条经脉。随着时辰的变化，不同经脉轮流"值班"。经脉中气血的盛衰环环相扣，十分有序。顺应大自然和人体的运行规律来祛寒湿补气血，能够事半功倍，让你从内而外美起来！

经络通，气血则活

只要人活着，气血的运行就是永不停息的。那么，我们身体中的气血是通过什么来运送的呢？答案就是经脉。在中医理论中，阴脉营运五脏的气血，阳脉营运六腑的气血。气血通过经络，内能灌溉五脏六腑，外能濡润肌腠皮肤。经络通畅，气血充盈，身体自然健康，容颜自然滋润。随着年龄的增长，经络营运气血的功能会不断下降，脏腑组织、肌肤逐渐得不到足够的气血来供养，各种健康问题、肌肤问题也就随之而来了。

什么是经络

经络其实是经脉和络脉的总称。经，有路径的意思，经脉贯通上下、沟通内外，是经络系统的主干；络，有网络的意思，络脉就是从经脉上分出的小支，纵横交错，呈一个网的形状。

经络对人体来说有什么作用呢？我们知道，人体有五脏六腑、气血骨髓、四肢百骸，这些就像是散碎的零件，单一的某一个并不能对人体起什么作用，而经络却能把它们联系在一起，让它们彼此团结协作，该生血的生血，该排毒的排毒……

如果把气血比作水，那么经络就是专门盛载和运输这些水的渠道。气血里蕴含着先天的元气和水谷的精微，沿着经络的线路到达人体的器官、毛发、唇甲，为它们提供充足的营养。但是，如果经络这条渠道本身出现了堵塞，那么即便你有充足的气血，也只能被堵在某处，到达不了目的地。所以，要保证人体的气血充足，经络必须时时保持畅通。

至今我们也无法数清人体到底有多少条经络。不过主要可以分为十二经脉、奇经八脉、十五别络、十二经别、十二经筋等，其中以十二经脉为主。

经络通畅的女人美如花

有人说：女人 30 岁前靠天生，30 岁后靠养护。养护指的就是调理气血。如果身体气血失调，即使用再好的化妆品也是没用的，而养好气血，则可让人由内而外地改变。一些姑娘才二十来岁就很显老，而有些四五十岁的女士却依旧光彩照人，就是因为她们懂得如何养护气血，使气血滋养皮肤。

具体地讲，当经络阻滞、气血不畅时，人体相关的部位会出现疼痛、肿胀的现象，如眼袋、水肿、肥胖等；皮肤会出现松弛、干燥、粗糙等现象。

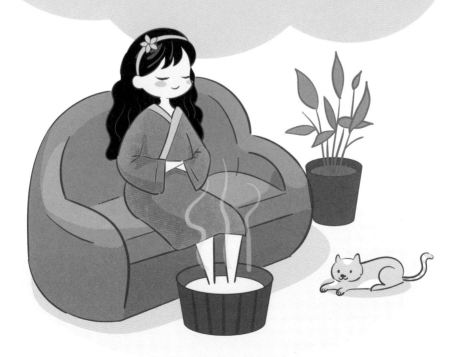

经络，气血的必经之路

大家都知道，经络的主要作用就是运行气血。一天之中，人体内的气血会依照时间顺序依次游走于各经络。如果经络出了问题或是堵塞了，就会导致气血循环不顺畅，从而引发身体的各种病症。

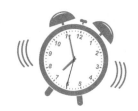

一天之中气血运行路线

午夜 11 点至凌晨 1 点：胆经

午夜 11 点至凌晨 1 点（子时）是胆经气血最旺的时刻，也是身体进入休养及修复的开始。胆的生理功能是储存和浓缩胆汁，帮助消化食物。胆经的盛衰对人的判断能力、应变能力有较大的影响。如果胆经出问题，就容易出现头晕目眩、耳鸣不聪、胸胁疼痛、失眠多梦、胆怯易惊、神志痴呆等症状。

凌晨 1~3 点：肝经

凌晨 1~3 点（丑时）是肝经气血最旺的时刻。肝脏能贮藏、分配和调节血液，使气血调和。如果肝经出问题，就会有两胁肋胀痛、胸闷不舒、口苦想吐、黑斑、眼袋、头晕目眩等症状。

凌晨 3~5 点：肺经

凌晨 3~5 点（寅时）是气血进入肺经的时刻，也是气血由阴转阳的关键时段，应注意肺经的保养，并注意保暖，保持室内空气清新。肺经有问题，就会出现发热怕寒、鼻塞流涕、头痛、气喘胸闷等症状。

早晨 5~7 点：大肠经

早晨 5~7 点（卯时）是气血流注于大肠经的时刻，如果能于此时正常排便，对身体是有很大好处的。如果大肠经有问题，就易出现口干舌燥、腹胀、腹痛、大便溏稀、肛门灼热、便脓血等症状。

上午 7~9 点：胃经

上午 7~9 点（辰时），气血流注胃经，此时吃进的食物易被消化吸收，为人体提供一天所需能量。如果胃经出现问题，则会出现腹胀、腹痛、呕吐、口臭等症状。

上午 9~11 点：脾经

上午 9~11 点（巳时）是气血流注于脾经的时刻，也是气血最旺的时期。不论补气补血或补阳补阴，都要顾及脾胃，此时不宜食用过于燥热的食物，避免伤胃败脾。如果脾脏虚弱，就易出现食欲不振、头晕、面色萎黄、腹胀、易打嗝的症状。

中午 11~ 下午 1 点：心经

中午 11~ 下午 1 点（午时）是心经气血充盈的时刻，应该调养休息。心主血脉和神志，如果心经出现问题，会引起急躁失眠、口舌糜烂、贫血、心律不齐、心力衰竭、神志错乱等症状。

下午 1~3 点：小肠经

下午 1~3 点（未时）是气血流至小肠经的时刻。小肠具有分清别浊及吸收的功能。如果饮食习惯不好，损伤脾胃，也会引起小肠疾病。小肠虚弱时，容易出现心烦口渴、腹胀、腹泻、体重减轻、食欲不振等症状。

下午 3~5 点：膀胱经

下午 3~5 点（申时）是气血流注膀胱经的时刻。膀胱是泌尿系统的器官，能储存和排泄尿液。膀胱虚弱时，容易出现小便不畅或次数多、混浊不清，或有脓血、遗尿、尿痛等症状。

傍晚 5~7 点：肾经

傍晚 5~7 点（酉时）是气血流注肾经的时刻。肾经负责协调身体阴阳，和心、肝、脾、肺四脏的联系都很密切。如果肾功能减弱，则会出现精神萎靡、腰膝酸软、头晕耳鸣、失眠健忘等症状。

晚上 7~9 点：心包经

晚上 7~9 点（戌时）是心包经气血充沛的时刻。如果心包经出现问题，则会出现掌心发热、腋窝或胸胁肿胀、心悸不安等症状。

晚上 9~11 点：三焦经

晚上 9~11 点（亥时）是气血流注于三焦经的时刻。人体诸气水液皆通过三焦而输布到各脏腑或排出体外。如果三焦经堵塞，就容易出现听觉模糊，喉部或眼睛疼痛，肩臂、手肘、前臂的背侧部疼痛、水肿等症状。

5:00~7:00
卯时 起床

卯时（5:00~7:00）是大肠经运行时间，这段时间是保养大肠经的最佳时间，宜起床排便，清理大肠内的废物。冬天早起时，即便屋内不冷，也应马上披一件保暖的外套。这样身体的热量不会迅速散失，人体不易被寒邪入侵。夏天早晚也要注意保暖。

拉开窗帘

◎ 有利于从睡眠状态中清醒过来。

叩齿

◎ 促进牙齿周围组织和牙髓腔部位的血液循环，可健齿、固齿。
◎ 活动面部肌肉，可促进面部血液循环，美容养颜。
◎ 滋养肾中精气，使髓海得养，聪耳明目。

喝温水

◎ 补充一整晚人体代谢失去的水分。
◎ 湿润大肠，软化大便。
◎ 促进血液循环，使大脑快速清醒。

运动

◎ 加速血液循环，调整脏腑功能。
◎ 排便更顺畅。

贪睡

✗ 不利于阳气升发。
✗ 久卧伤气。

吸烟

✗ 室内空气不流通，易引发慢性支气管炎。
✗ "二手烟"伤害家人健康。

玩手机

✗ 眼睛还没有适应光线，伤眼睛。
✗ 精神过于集中，可能会引起一过性脑缺血。

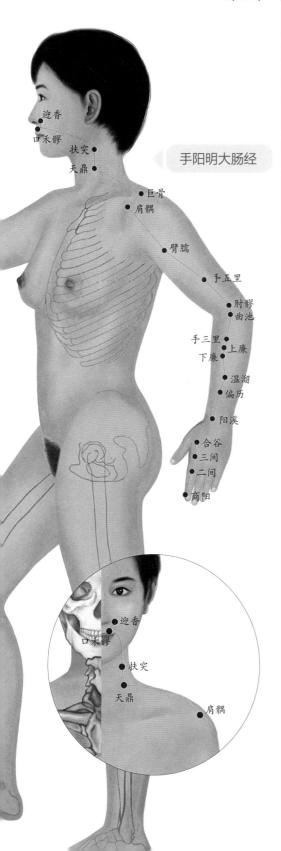

手阳明大肠经

迎香
口禾髎
扶突
天鼎
巨骨
肩髃
臂臑
手五里
肘髎
曲池
手三里
上廉
下廉
温溜
偏历
阳溪
合谷
三间
二间
商阳

迎香
口禾髎
扶突
天鼎
肩髃

保养大肠经的方法和时间

大肠经主要位于上肢外侧。拍打刺激大肠经对保养大肠效果较好，应沿大肠经的循行路线拍打；每天拍打1次，每次12分钟左右，双手交替进行。也可采用刮痧的方法将大肠内淤积的毒素刮出体外，可重点刮二间、曲池等穴。

卯时（5:00~7:00）大肠蠕动，排出废物渣滓。最好养成清晨起床后排便的习惯。起床后先喝杯温开水，然后去卫生间把前一天积攒下来的废物排出体外。晨起一杯温水，也可稀释血液，有预防血栓形成的作用。

7:00~9:00
辰时 吃早饭

辰时(7:00~9:00)气血流注胃经,经过一夜的消耗,我们要及时补充营养。早饭是一天中较为重要的一餐。除了喝粥,还可以吃个煮鸡蛋或者荷包蛋,既补充了水分、碳水化合物,又摄入了足够的蛋白质,使人整个上午能量满满。

喝粥

- ✔ 既补充水分,又补充营养。
- ✔ 有利于肠道吸收,养胃。
- ✔ 促进气机升发。

喝冷饮

- ✘ 寒凉之物不利于阳气升发。
- ✘ 刺激胃肠道。

吃零食

- ✘ 零食多为干食,不利于消化吸收。
- ✘ 营养不充足,长期食用可导致体质下降。

边走边吃

- ✘ 将空气中的尘埃、微生物等吃进肚子,不卫生。
- ✘ 不利于消化吸收。

吃油炸食品

- ✘ 油脂偏高,不利于消化。
- ✘ 反复高温加热的油易产生致癌物质。
- ✘ 油炸食品中,常添加明矾等疏松剂,其中的铝元素会影响人体对铁和钙等成分的吸收,从而导致骨质疏松和贫血。

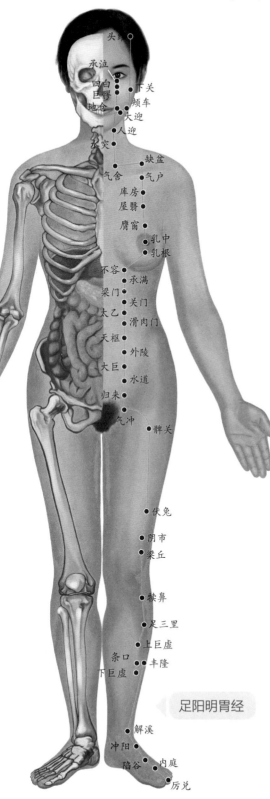

头维
承泣
四白
巨髎
地仓
下关
颊车
大迎
人迎
水突
缺盆
气舍
气户
库房
屋翳
膺窗
乳中
乳根
不容
承满
梁门
关门
太乙
滑肉门
天枢
外陵
大巨
水道
归来
气冲
髀关
伏兔
阴市
梁丘
犊鼻
足三里
上巨虚
条口
丰隆
下巨虚

足阳明胃经

解溪
冲阳
陷谷
内庭
厉兑

保养胃经的方法和时间

胃经是位于人体正面，从头至脚的一条经络。对于胃经，可采取拍打刺激的方式来疏通，脸上重点穴位可用食指或中指揉按1分钟；拍打腿部时力度可适当加重，每天可拍打2~3次，每次5~10分钟即可。

辰时（7:00~9:00）宜吃早餐，补充能量。人在此时段吃早餐不仅容易消化，吸收也较好。早餐可安排温和养胃的食品，如稀粥、麦片等。饭后1小时循按胃经可以调节人体的胃肠功能。

⚠ **禁忌**

过于燥热的食品容易引起胃火盛，出现嘴唇干裂、口舌生疮等问题。

9:00~11:00
巳时 工作时间

巳时（9:00~11:00点）脾经当令，脾主运化，能够把胃初步消化的食物转化为精微物质，然后输布于五脏六腑各器官组织。此时适当锻炼，可达到强身健体、健脾养胃的效果。这段时间也是学生、上班族效率较高的时候。

工作、学习
- ⊘ 精力充沛，工作、学习效率高。

适当活动
- ⊘ 适当活动筋骨，可缓解疲劳。
- ⊘ 促进全身气血运行。

穿拖鞋
- ✕ 足跟受风寒，诱发足后跟痛。
- ✕ 病从脚上起，脚底受凉百病侵。

夏天，空调开得太低
- ✕ 外寒侵袭人体。
- ✕ 损伤人体阳气。

久坐不动
- ✕ 肌肉会变得僵硬无力，易腰酸背疼。
- ✕ 影响身体血液循环。

口渴不饮
- ✕ 导致尿液浓缩，易患肾结石。

思虑过度
- ✕ 气结不行，影响脾的运化。

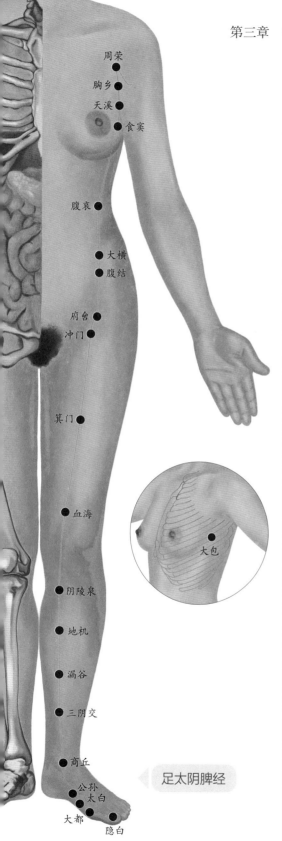

足太阴脾经

保养脾经的方法和时间

脾经在人体的正面和侧面，可采用拍打刺激的方式保养，但需注意拍打的力度要适中；每天上午拍打，每侧 10 分钟左右。也可采用艾条灸的方法刺激穴位，尤其是隐白穴，通过艾灸可起到很好的止血作用。

巳时（9:00~11:00）脾经当令，此时拍打刺激脾经对脾的保养效果较好。此时不要食用燥热及辛辣刺激性的食物，以免伤胃败脾。脾的功能好，则消化吸收好，血液质量好，嘴唇是红润的。唇白标志血气不足，唇暗、唇紫标志寒入脾经。

11:00~13:00
午时 吃午饭、午休

午时（11:00~13:00）心经当令，以主血脉，午时小憩可养心神。午时应休息30分钟左右，不要吃完午饭马上工作。如果前一天晚上熬夜了，那第二天更应该午休了。

听轻音乐
- ✅ 舒缓神经，缓解工作紧张情绪。

午休
- ✅ 缓解疲劳，使下午精力充沛。
- ✅ 促进脑力恢复，提高下午工作效率。

过食肥甘厚味
- ❌ 增加胃肠负担。
- ❌ 导致脾运化失常。
- ❌ 体内湿气越来越重。

做剧烈运动
- ❌ 加重心脏负担。
- ❌ 引起心悸、心律失常、头晕等不良反应。
- ❌ 夏季易中暑。

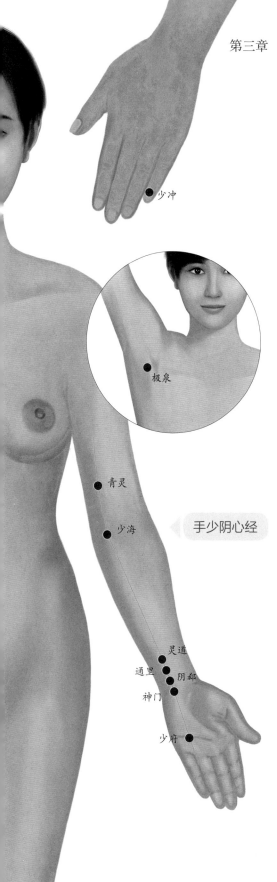

少冲

极泉

青灵

少海

手少阴心经

灵道

通里 阴郄

神门

少府

保养心经的方法和时间

心经主要位于手臂内侧，左右共18穴。可在饭前轻轻拍打心经循行路线上的穴位，拍打时五指并拢微屈叩打，以感觉舒适为宜，要掌控好操作方式。每次3~5分钟即可。

午时（11:00~13:00）是心经当令的时段，此时不宜做剧烈运动。人在午时休息片刻，对于养心大有好处，可使下午精力充沛。即使睡不着，只闭上眼睛养神，对身体也很有好处。

⚠ 禁忌

午睡虽好，但不宜超过1小时，否则易引起晚上失眠。另外，午餐不要吃得太多，以免影响下午工作。

13:00~15:00
未时 吃下午茶

未时（13:00~15:00）气血流注小肠经，这时喝一杯温水或是茶，来稀释一下血液，有助于保护血管。久坐在电脑前工作的女性，工作到下午，颈肩腰都很疲劳，眼睛也很干涩，多掐按后溪穴，可有效缓解腰酸背痛、眼睛疲劳的症状。

 宜

喝酸奶
- 促进肠道蠕动，有利于小肠排毒。

晒被子
- 大自然阳气旺盛，可驱走被子里的湿气。
- 紫外线强烈，可以杀菌。

掐按后溪穴
- 后溪穴有疏经利窍、宁神的功效。
- 未时，小肠经当令，掐按后溪穴效果更好。

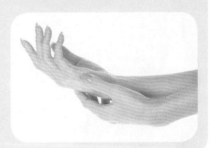

 忌

喝冷饮
- ✕ 刺激胃黏膜，影响胃的消化功能。
- ✕ 冷刺激易引发牙痛。

久坐不动
- ✕ 肌肉会变得僵硬无力，易腰酸背疼。
- ✕ 伤脾气。

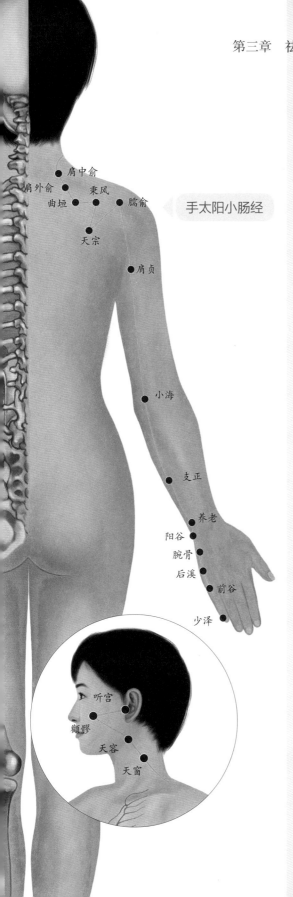

手太阳小肠经

肩中俞
肩外俞 秉风
曲垣 臑俞
天宗
肩贞
小海
支正
养老
阳谷
腕骨
后溪
前谷
少泽

听宫
颧髎
天容
天窗

保养小肠经的方法和时间

小肠经主要位于肩部和手臂外侧。午餐后按揉小肠经上的穴位能起到很好的保健效果，肩部可用按摩槌敲打，但要注意力度，以舒适为度；每次按揉或敲打5~10分钟。颈肩痛患者可着重按揉后溪穴；老年人可多按揉养老穴。

未时（13:00~15:00）小肠经当令，是保养小肠效果较好的时段。此时多喝水、喝茶有利于小肠排毒降火。

15:00~17:00
申时 解放膀胱

申时（15:00~17:00）膀胱经活跃，气血容易上达脑部。这个时段的学习效率较高。此时若感觉疲劳可用头梳梳理头部。古人说："申时，动而汗出，喊叫为乐。"可见申时也是适宜运动的时间段。

运动

- ✅ 微微出汗，有助于排除体内的垃圾和毒素。
- ✅ 提升阳气。
- ✅ 疏通经络，舒缓情绪。

喝温水

- ✅ 有利于排出体内毒素。
- ✅ 此时膀胱经活跃，多饮水还可防治膀胱疾病。

喝茶水

- ✅ 申时喝茶水，对于阴虚的人可起到泻火的作用。

久坐不动

- ❌ 导致气血不足。

憋尿

- ❌ 长期憋尿，容易损伤膀胱，导致尿潴留。

喝冷饮

- ❌ 导致阳虚，进而影响气血。
- ❌ 对肠胃不利。

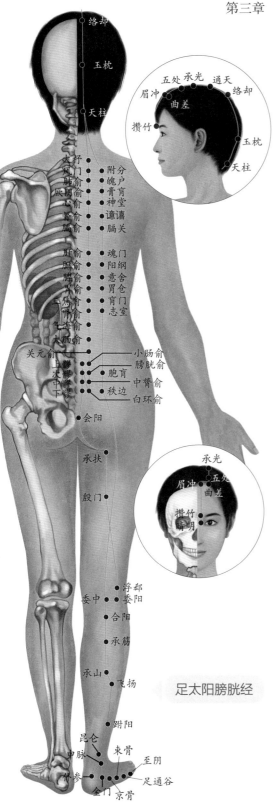

足太阳膀胱经

保养膀胱经的方法和时间

膀胱经从头顶到足部左右共
134穴，可用双手拇指和食指捏住
脊柱两边肌肉，尽可能从颈椎一直
推到尾骨，然后十指并拢，按住脊
柱向上推回到开始的位置；腿部的
膀胱经可用点揉或敲打的方式充分
刺激。

申时（15:00~17:00）膀胱经当
令，是保养膀胱较好的时段。膀胱
负责贮藏水液和津液，水液排出体
外，津液循环在体内，此时宜适量
饮水。另外，此时适当活动有助于
体内津液循环。

⚠ 禁忌

饮水后一定不要憋小便，
否则不利于排毒。另外，午时
睡个午觉，有利于保证申时精
力充沛。

17:00~19:00
酉时 下班

酉时（17:00~19:00）肾经当值，是人体贮藏精华、调养肾脏的好时机。晚餐时间不宜过晚，量要少。这个时段做好肾的保养很重要。肾不好，人就会经常没有精神。

吃晚饭

⊘ 最好自己做饭，干净又健康。

⊘ 晚饭宜吃七八分饱。

经常吃外卖

✗ 外卖食品一般较油腻、含盐高，不利于养肾。

劳累

✗ 过度劳累易损失体内阳气。

饮酒

✗ 伤肝、伤身。

✗ 不利于良好的睡眠。

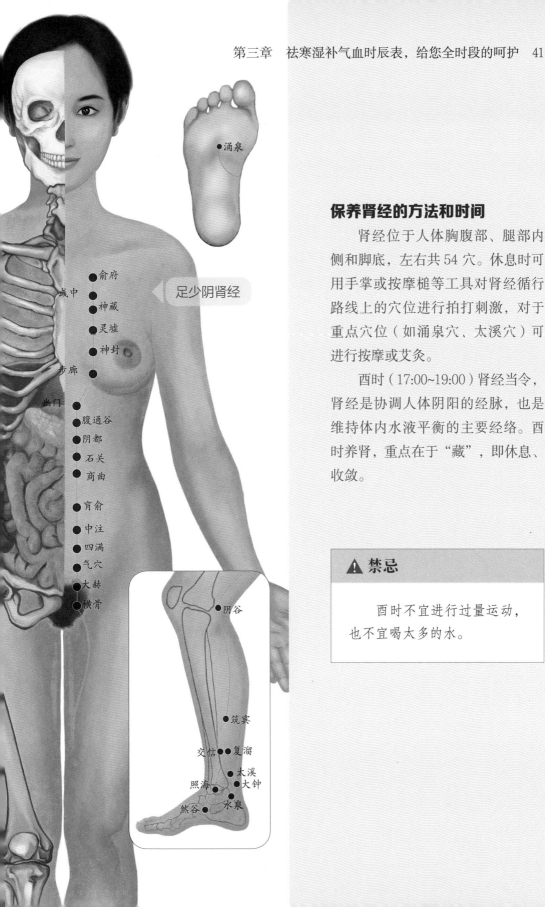

●涌泉

足少阴肾经

俞府
彧中
神藏
灵墟
神封
步廊
幽门
腹通谷
阴都
石关
商曲
肓俞
中注
四满
气穴
大赫
横骨

阴谷

筑宾
交信 复溜
太溪
照海 大钟
然谷 水泉

保养肾经的方法和时间

肾经位于人体胸腹部、腿部内侧和脚底，左右共 54 穴。休息时可用手掌或按摩槌等工具对肾经循行路线上的穴位进行拍打刺激，对于重点穴位（如涌泉穴、太溪穴）可进行按摩或艾灸。

酉时（17:00~19:00）肾经当令，肾经是协调人体阴阳的经脉，也是维持体内水液平衡的主要经络。酉时养肾，重点在于"藏"，即休息、收敛。

> ⚠ 禁忌
>
> 酉时不宜进行过量运动，也不宜喝太多的水。

19:00~21:00
戌时 调养好时机

戌时（19:00~21:00）心包经当值，是一天中的黄金时间段，我们可以适度学习和散步，但是不宜剧烈活动。心脏不好的人在这个时候可以轻轻拍打心包经，有利于保养心脏。

看书，听音乐
- 有助于放松心情，释放压力。

散步
- 有利于轻松入眠。

拍打心包经
- 经常轻轻拍打心包经有利于睡眠。

剧烈运动
- 血液循环加快，易使血压升高。

长时间看电视
- 易引起失眠和神经衰弱。

保养心包经的方法和时间

心包经主要位于人体手臂内侧。晚饭后适宜散步，散步时可轻轻拍打心包经上的穴位，至皮肤潮红为宜。注意拍打力度，每次 3~5 分钟即可。

心脏不好的人可以在戌时（19:00~21:00）循按心包经。此时还要给自己创造安然入眠的条件，如保持心情舒畅，看书、听音乐或打太极拳，可以放松心情，释放压力。

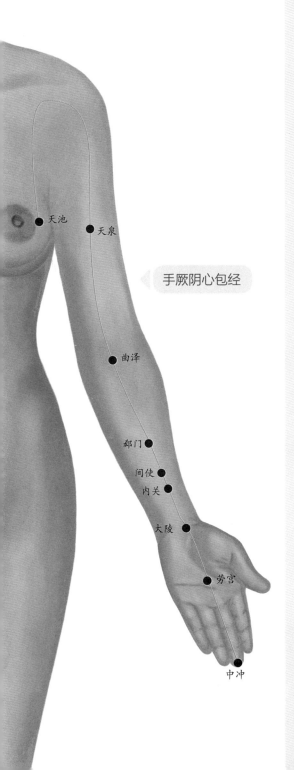

天池

天泉

手厥阴心包经

曲泽

郄门

间使

内关

大陵

劳宫

中冲

> ⚠ **禁忌**
>
> 晚餐不要太过油腻，否则易生亢热而致胸中烦闷、恶心。

21:00~23:00
亥时 睡觉

亥时（21:00~23:00）三焦经当令，此刻要保持心境平静，不生气、不狂喜、不大悲。如果夜里吵架，而且赌气很严重，到23:00气都还没消，那第二天一定精神萎靡不振。

 宜

泡脚
- ✅ 水不能太热，否则寒气没有办法发散，很容易形成"寒包火"的情况。
- ✅ 泡完脚以后要尽快擦干。

 忌

烧烤
- ❌ 燥热易上火。
- ❌ 胃没办法休息。

饮酒
- ❌ 加重三焦经的负担。
- ❌ 酒精不利于睡眠。

夜跑
- ❌ 户外寒气重，湿气也重。
- ❌ 容易兴奋，对睡眠不利。

玩手机
- ❌ 睡前玩手机不利于入眠。

思虑过重
- ❌ 夜晚思虑过多不利于入眠。
- ❌ 易导致焦虑、抑郁等症。

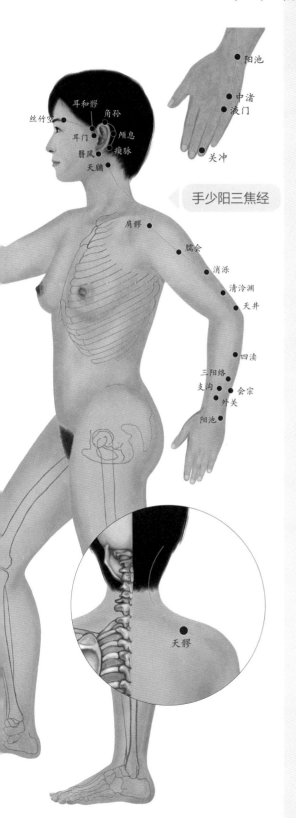

手少阳三焦经

保养三焦经的方法和时间

　　三焦经集中于人体头部、颈部以及手臂外侧。入睡前轻轻拍打三焦经循行路线，拍打 3~5 分钟即可，注意拍打力度。

　　亥时（21:00~23:00）三焦经当令。三焦是六腑中最大的腑，为元气、水谷、水液运行之所。亥时，又被称为"人定""定昏"等，是十二时辰中的最后一个时辰，也是人们安歇睡眠的时候。人如果在亥时睡眠，百脉可得到较好的休养生息，对身体十分有益。

⚠ 禁忌

　　熬夜特别伤身，所以尽量不要熬夜。

23:00~ 次日 1:00
子时　睡觉

子时（23:00~ 次日 1:00）胆经当值，人体的气机每天都是从"子时"生发的，所以这个时候要让自己得到充分的休息。

睡觉

✅ 睡眠是简单有效的补神方法。

吃东西

❌ 加重肠胃负担。

喝冷饮

❌ 加重体寒。

❌ 刺激胃黏膜，影响胃的消化功能。

熬夜加班

❌ 劳心伤神。

❌ 不利于保养胆经。

在外夜生活

❌ 沾染湿寒。

❌ 导致睡眠不足。

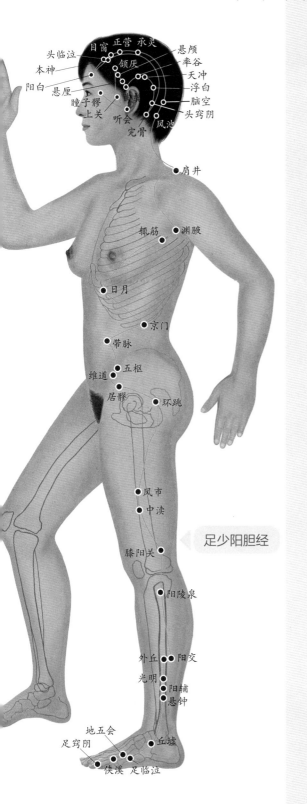

头临泣　目窗　正营　承灵　悬颅
本神　　　　颔厌　　　率谷
阳白　悬厘　　　　　　天冲
　　瞳子髎　　曲鬓　　浮白
　　　上关　　　　　脑空
　　　听会　　　　头窍阴
　　　　完骨　　风池
肩井
辄筋　渊腋
日月
京门
带脉
　五枢
维道
居髎　环跳
风市
中渎
膝阳关
阳陵泉
外丘　阳交
光明
　　阳辅
　　悬钟
地五会　丘墟
足窍阴
侠溪　足临泣

足少阳胆经

保养胆经的方法和时间

　　子时（23:00~1:00）一阳初生，睡觉是养护阳气的好方法。人在子时前入睡，晨醒后头脑清醒，气色红润，没有黑眼圈；反之，常于子时前不能入睡者，则气色差、眼眶发黑，同时因胆汁代谢不良更容易生成结晶、结石。

⚠ 禁忌

　　子时最好不要吃夜宵或做剧烈运动，以免影响入睡。

1:00~3:00
丑时 睡觉

丑时是十二时辰中的第二个时辰，丑时肝经当令，肝脏造血解毒就是在这个时段进行的。因此，这个时段我们要特别注意养肝。

睡觉

✓ 睡眠是简单有效的补神方法。

吃东西

✗ 加重肠胃负担。

喝冷饮

✗ 加重体寒。

✗ 刺激胃黏膜，影响胃的消化功能。

熬夜加班

✗ 劳心伤神。

✗ 不利于保养肝经。

在外夜生活

✗ 沾染湿寒。

✗ 导致睡眠不足。

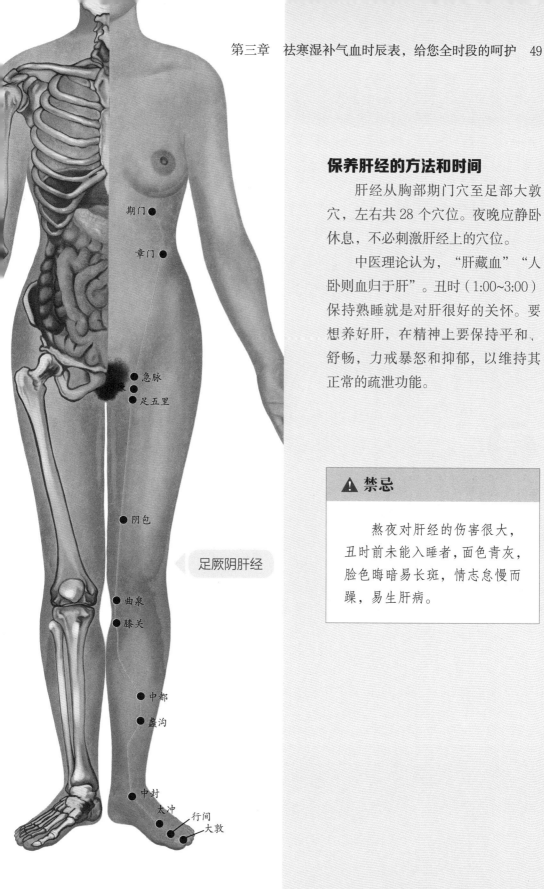

期门

章门

急脉

足五里

阴包

足厥阴肝经

曲泉

膝关

中都

蠡沟

中封
太冲
行间
大敦

保养肝经的方法和时间

肝经从胸部期门穴至足部大敦穴，左右共 28 个穴位。夜晚应静卧休息，不必刺激肝经上的穴位。

中医理论认为，"肝藏血""人卧则血归于肝"。丑时（1:00~3:00）保持熟睡就是对肝很好的关怀。要想养好肝，在精神上要保持平和、舒畅，力戒暴怒和抑郁，以维持其正常的疏泄功能。

> ⚠ **禁忌**
>
> 熬夜对肝经的伤害很大，丑时前未能入睡者，面色青灰，脸色晦暗易长斑，情志怠慢而躁，易生肝病。

3:00~5:00
寅时 睡觉

寅时（3:00~5:00）肺经当令，此时睡好觉才是王道。除了睡觉什么都不要做。此时保持熟睡，就是对肺的保护，如果肺气不顺畅，人就会变得气短、虚弱。

宜

睡觉
- ✔ 睡眠是简单有效的补神方法。

忌

喝冷饮
- ✘ 加重体寒。
- ✘ 刺激胃黏膜，影响胃的消化功能。

熬夜加班
- ✘ 劳心伤神。
- ✘ 不利于保养肺经。

在外夜生活
- ✘ 沾染湿寒。
- ✘ 导致睡眠不足。

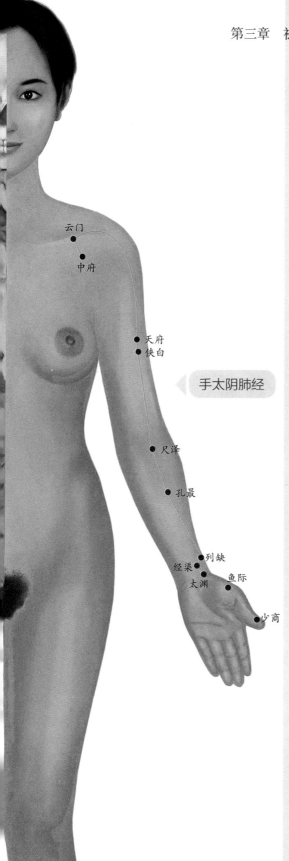

云门

中府

天府
侠白

手太阴肺经

尺泽

孔最

列缺
经渠
太渊
鱼际

少商

保养肺经的方法和时间

　　肺经位于上肢内侧，平时看电视、等车等空闲时间都可以用手掌拍一拍该经所循行的部位。拍打时力度宜轻，因为轻度拍打是"补"气，而用力过重的话，就会"泻"气。因此，每次轻轻拍打 1~3 分钟即可。

　　寅时（3:00~5:00）经脉气血循行流注至肺经，肺有病的人经常会在此时醒来，这是气血不足的表现。此时按摩保养肺经效果较好，但此时正是睡眠时间。因此，可在其同名经足太阴脾经当令的时段（9:00~11:00），对肺经和脾经进行按摩。

⚠ 禁忌

　　拍打该经循行部位时，不可用力过度。不要选择在寅时拍打或按摩，以免影响睡眠质量，反而造成精力下降。

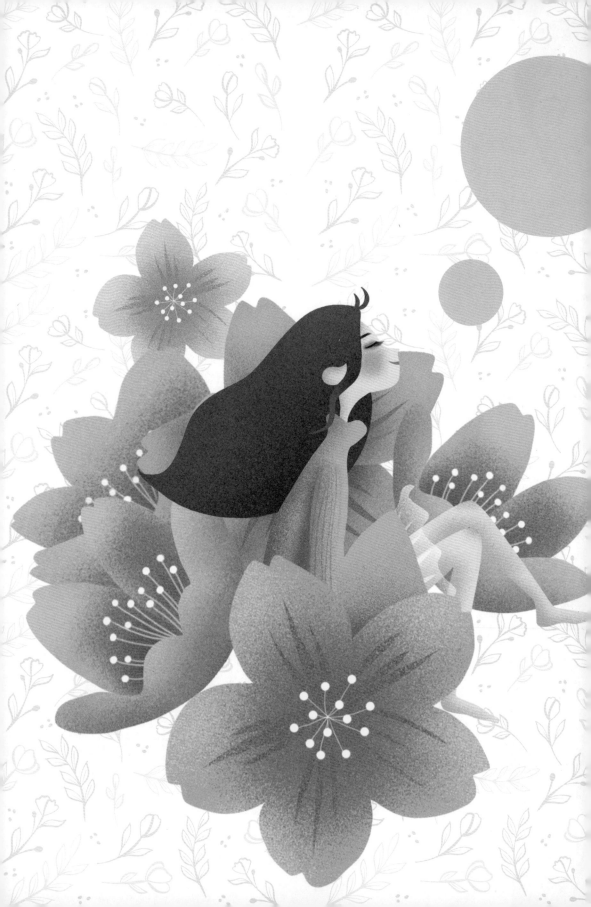

第四章

会吃的女人不寒湿、气血足

"女人的美丽是吃出来的"，这句话有一定的道理。饮食是
人们生活中非常重要的一环，健康良好的饮食不仅可以
增强我们自身的免疫力和抵抗力，还能达到美容养颜
的效果。我们也可以通过健康的饮食来达到祛寒
湿、补气血的效果，好气色是需要从内到
外来调理的。

经常长痘痘的女性，可以多吃黄豆和各种豆制品来补充雌激素。这些食物可平衡内分泌，改善肌肤状况。

天然雌激素 ——黄豆

营养价值

1. 黄豆脂肪含量在豆类中占首位，出油率高达20%，并且富含多种维生素及矿物质。

2. 黄豆加工后的各种豆制品，不但蛋白质含量高，还含有多种人体必需的氨基酸。

3. 豆制品中豆腐的蛋白质消化率高达95%，为理想的补益食疗之品。

挑选要点

外皮光亮、颗粒饱满，脐黄白色或淡褐色，豆瓣深黄色。

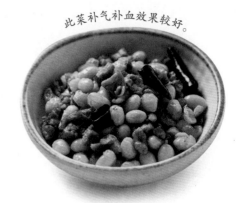

此菜补气补血效果较好。

黄豆炒肉

黄豆能健脾益气、润燥补血；猪肉能补肾养血、滋阴润燥。二者同食，能补充优质蛋白质，补气补血效果好。

原料	做法
水发黄豆100克 猪瘦肉50克 盐适量 姜适量 油适量 干辣椒适量	1. 黄豆洗净；猪瘦肉洗净，切小块。 2. 生姜洗净，切小片；干辣椒切段。 3. 炒锅置于火上，锅热后放入适量的油，入姜片、干辣椒段爆香。 4. 入肉块，煸炒出香味后投入黄豆，煸炒到熟，加适量盐调味即可食用。

黄豆容易产气，腹胀患者不宜多吃。

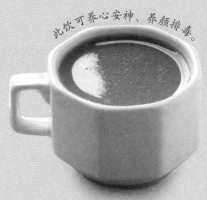

此饮可养心安神、养颜排毒。

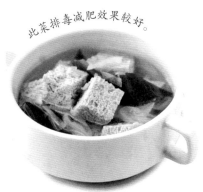

此菜排毒减肥效果较好。

红枣豆浆

红枣可补气养血、健脾养胃,与黄豆打成豆浆,还能养颜排毒。

海带炖冻豆腐

海带和冻豆腐搭配,不仅可以益气和中、润燥生津,还能排毒养颜,减肥效果也较好。

◆◆◆◆◆

原料
黄豆 100 克
红枣 3~5 颗

做法
1. 黄豆淘洗干净。
2. 红枣洗净,去核,撕成小块。
3. 将泡发的黄豆和红枣一起放入豆浆机中。
4. 加适量水打成豆浆即可食用。

◆◆◆◆◆

原料
水发海带 300 克
冻豆腐 120 克
高汤 500 毫升
油适量
葱适量
姜适量
盐适量

做法
1. 冻豆腐解冻,洗净后挤去水分,切块;海带洗净,切片;葱洗净,切片;姜洗净,切丝。
2. 锅中倒入油,待七成热时下入葱片、姜丝炒香,下冻豆腐块和海带片煸炒。
3. 倒入高汤,大火煮沸后盖上锅盖,转小火炖 30 分钟,炖至海带片熟烂,加盐调味即可。

黄豆也可搭配黑豆、桂圆或花生制作豆浆。

冻豆腐烹饪前需要解冻,最好不要从冰箱冷冻室中取出后直接炖煮。

对年轻女性来说，多食黑豆有美容养颜的功效。有些女性经常会腰痛乏力、头晕眼花、失眠，也可以通过食用黑豆来补肾虚。黑豆对缓解更年期综合征也有作用。

补血养肾
——黑豆

• • • • • • • • • • • • • • • •

营养价值

1.黑豆含有丰富的维生素，其中维生素 E 和 B 族维生素含量较高。

2.黑豆皮为黑色，含有花青素。花青素是很好的抗氧化剂来源，能清除体内自由基，对女性来说有很好的抗衰老作用。

3.常食黑豆可补充粗纤维，促进消化，防止便秘发生。

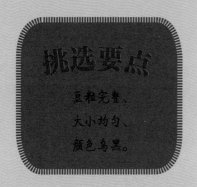

挑选要点

豆粒完整、
大小均匀、
颜色乌黑。

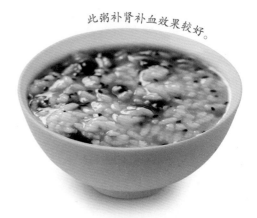

此粥补肾补血效果较好。

黑豆芝麻粥

黑芝麻能润五脏、乌须发，有头发早白、身体虚弱、贫血等症状的女性可多食。

◆◆◆◆◆

原料	做法
黑豆 80 克	1.黑豆浸泡 6 小时。
黑芝麻 20 克	2.黑芝麻炒熟。
大米 100 克	3.锅置火上，放入黑豆、大米和适量水，大火烧沸后改小火熬煮。
白糖适量	4.待黑豆煮熟，放入炒熟的黑芝麻，待粥煮至熟烂时，加白糖调味即可。

此粥有润肠作用，所以脾虚便溏、腹泻的人最好不要食用。

脾阳虚及寒湿内盛的人不宜食用。

此粥可滋阴补肾、清热排毒。

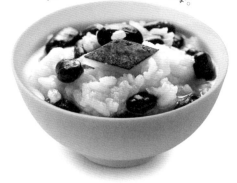

黑豆龟肉汤

黑豆与龟肉搭配能滋阴补肾、抗氧化，
适合阴虚的人食用。

◆◆◆◆◆

原料

龟肉 100 克
黑豆 30 克
枸杞子适量
盐适量

做法

1. 将龟肉切块；黑
豆提前浸泡6小时。
2. 龟肉与黑豆一起加
水共煮至龟肉熟烂。
3. 加盐调味，加入
枸杞子即可食用。

孕妇及哺乳期女性应避免食用龟肉。

冬瓜皮黑豆粥

冬瓜皮有清热解毒、利尿消肿的功效；黑
豆有滋补肝肾、活血利水、祛风解毒等功效。
二者搭配，可增强肾脏功能，还能清热排毒。

◆◆◆◆◆

原料

黑豆 50 克
大米 100 克
冬瓜皮适量

做法

1. 大米洗净，浸泡
30分钟；黑豆洗净，
浸泡6小时；冬瓜
皮洗净，切块。
2. 锅中倒入大米、
黑豆和适量清水，
大火煮沸后改小火
熬煮；熬煮1小时
后，放入冬瓜皮略
煮即可。

不可过量食用黑豆，否则会引起消化不良。

脾胃好，气血足。脾胃不好的女性可以经常吃点小米等黄色食物。我国北方妇女在生育后，有用小米加红糖来调养身体的传统。小米对泄泻、呕吐及消化不良有一定的缓解作用。

和中益胃
——小米

营养价值

小米的营养价值比较高，含有 B 族维生素、膳食纤维和多种矿物质。小米比较容易消化吸收，可以养脾胃、补虚损。

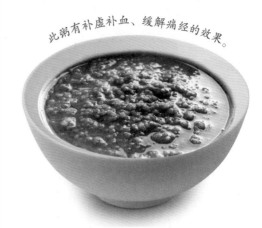

此粥有补虚补血、缓解痛经的效果。

小米红糖粥

小米和红糖煮粥食用，能补血、活血、暖身，缓解痛经，也适合产后女性食用，既能补虚，又能下乳。

◆◆◆◆◆

原料	做法
小米 50 克 红糖适量	1. 先将小米洗净，然后在锅里加足量清水。 2. 待煮沸后改成小火熬煮，直至米烂。 3. 出锅前放入红糖即可。

挑选要点

米粒大小、颜色均匀，呈黄色或金黄色；有光泽，很少有碎米，有清香味。

也可在粥里加入泡好的黑豆同煮，有补肾滋阴、防老抗衰的作用。

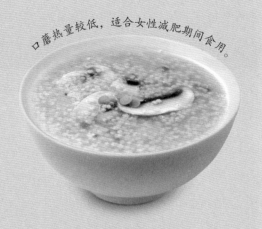

口蘑热量较低，适合女性减肥期间食用。

脾胃虚弱的女性可食用此粥。

口蘑小米粥

口蘑能防止便秘，促进排毒，还能增强机体抵抗力。

原料	做法
口蘑 50 克 小米 60 克 葱花 60 克 盐适量	1. 口蘑洗净切片；小米浸泡片刻。 2. 小米加适量水，大火烧沸后改小火，熬煮成粥。 3. 待粥煮熟时，放入口蘑片，略煮片刻，加盐调味，撒上葱花即可。

口蘑本身味道鲜美，烹饪时不用再放鸡精或味精。

红薯山药小米粥

山药能健脾益胃、助消化；小米能补脾胃；红薯热量低，口感香甜。此粥适合脾胃功能较弱的女性食用。

原料	做法
红薯 100 克 山药 100 克 小米 50 克	1. 红薯、山药分别去皮洗净，切小块；小米洗净，浸泡片刻。 2. 清水烧开后把小米、红薯块和山药块放入锅中一起煮至熟烂即可。

淘洗小米时，用水轻轻淘洗 1~2 次即可。淘洗次数过多，或用力搓洗，会导致小米表层营养物质流失。

黑米能补肾、益脾胃，从而起到补血的作用，有助于改善卵巢、子宫的生理功能，促进雌激素分泌，能起到延缓衰老的功效。黑米具有较好的滋补功效，非常适合慢性疾病患者和产后虚弱、贫血、肾虚者食用。

米中"黑珍珠"——黑米

营养价值

黑米含蛋白质、碳水化合物、B族维生素、维生素 E、钙、磷、钾、镁、铁、锌等营养元素，营养丰富。

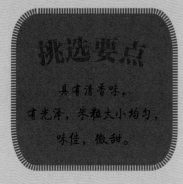

挑选要点

具有清香味，有光泽，米粒大小均匀，味佳，微甜。

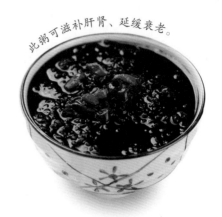

此粥可滋补肝肾、延缓衰老。

双黑粥

双黑粥有滋补肝肾、健脑活血的功效，还能延缓皮肤衰老。

◆◆◆◆◆

原料

黑米 50 克
黑芝麻 15 克
红枣 3~5 颗
枸杞子适量

做法

1. 黑米洗净，提前浸泡一夜。

2. 黑芝麻洗净备用；红枣洗净，去核，撕成小块；枸杞子洗净备用。

3. 黑米中加适量水熬煮20分钟，加入红枣、枸杞子、黑芝麻继续煮15分钟即可。

用黑米熬制的米粥清香油亮，软糯适口，营养丰富，有很好的滋补功效。

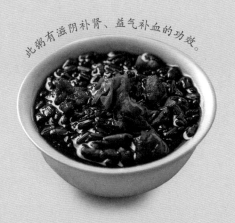

此粥有滋阴补肾、益气补血的功效。

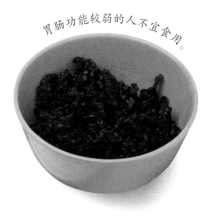

胃肠功能较弱的人不宜食用。

黑米银耳红枣粥

黑米可滋阴补肾、健身暖胃、明目活血；
银耳可滋阴润肺、止咳化痰；红枣可益气
补血、健脾和胃。

◆◆◆◆◆

原料
黑米 100 克
银耳 10 克
红枣 5 颗

做法
1. 黑米淘洗干净，
提前浸泡一夜。
2. 银耳用清水泡发，
撕成小块。
3. 红枣洗净，去核，
撕成小块。
4. 三者一同放入高
压锅中，加适量水，
煮粥，煮熟即可
食用。

淘洗黑米时次数要少，泡米的水可以与
米同煮，这样可以保存营养成分。

黑米饭

黑米饭可滋补身休、抗衰老。

◆◆◆◆◆

原料
黑米 100 克
白糖适量

做法
1. 黑米淘洗干净，
提前浸泡一夜。
2. 将黑米放入电饭
煲中，加适量清水
煮成米饭。
3. 趁热将白糖放入
黑米饭中，搅拌均
匀，待白糖溶化后
即可食用。

黑米外层种皮坚韧，不容易煮烂，可以提
前浸泡一夜。

荞麦含有丰富的膳食纤维，能促进肠胃蠕动，起到润肠通便的效果，有助于减肥瘦身。

降脂减肥
——荞麦

营养价值

1.荞麦含有丰富的铁、锰、锌等营养元素。

2.荞麦含有丰富的维生素 P，可以增强血管的弹性、韧性，有保护血管的作用。

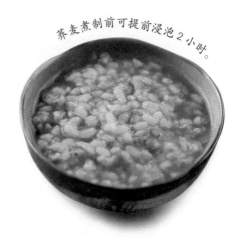

荞麦煮制前可提前浸泡 2 小时。

荞麦山药粥

此粥能健脾益肾，高血压、高脂血症患者可适量食用。

◆◆◆◆◆

原料	做法
山药 30 克	1. 荞麦、大米淘洗干净。
荞麦 50 克	2.山药去皮，洗净，切小块。
大米 50 克	3. 将准备好的原料一同放入高压锅中，加适量清水煮粥，煮到熟烂即可食用。

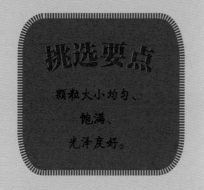

挑选要点

颗粒大小均匀、饱满、光泽度好。

使用普通的锅煮粥时要适量延长时间，或在煮粥前浸泡。

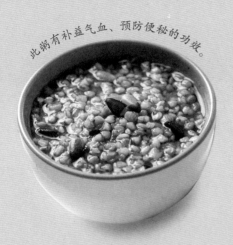

此粥有补益气血、预防便秘的功效。

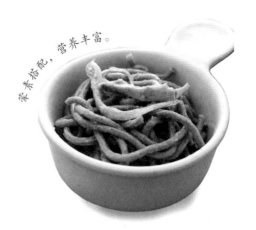

荤素搭配，营养丰富。

荞麦松子仁粥

此粥能促进新陈代谢，增强体力，适合
备孕女性食用。

❖❖❖❖❖

原料
荞麦 50 克
松子仁 20 克

做法
1. 松子仁洗净；荞麦淘洗干净。
2. 松子仁与荞麦一同煮粥，小火煮至熟即可食用。

....

脾胃虚寒者不宜多食荞麦；体质易过敏者当慎食或不食。

....

鸡丝荞麦面

荞麦可开胃宽肠、下气消积、清热解毒，
适合肠炎痢疾、积滞腹胀者食用。

❖❖❖❖❖

原料
荞麦面 150 克
鸡胸肉 100 克
黄瓜 100 克
胡萝卜 50 克
绿豆芽 50 克
姜片适量
盐适量
生抽适量
醋适量
料酒适量

做法
1. 鸡胸肉放入煮锅，倒入清水、姜片和料酒，煮熟，晾凉后撕成细丝。
2. 黄瓜、胡萝卜洗净切丝，备用；绿豆芽焯至断生。
3. 荞麦面煮熟，加入黄瓜丝、胡萝卜丝、绿豆芽和鸡肉丝，加调味料拌匀即可。

....

荞麦面使用不退壳的荞麦，相比退壳的荞麦含有更多的膳食纤维和营养素。

....

中医认为，肾主生殖。黑芝麻是黑色食物，能补血补肾，对于养护子宫和卵巢有一定的帮助。女性适当食用黑芝麻，能美容养颜、抗衰老、增强免疫力。

补血"天使"
——黑芝麻

● ● ● ● ● ● ● ● ● ● ● ●

营养价值

1. 芝麻中所含的铁元素能补血，可令皮肤细腻光滑、红润有光泽。

2. 芝麻中维生素 E 的含量比较高，有助于促进体内雌激素分泌，可改善卵巢功能，还能减少有害物质在肌肤的积聚，预防皮肤炎症的发生。

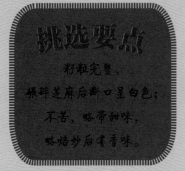

挑选要点

籽粒完整、
碾碎芝麻后断口呈白色；
不苦、略带甜味，
略焙炒后有香味。

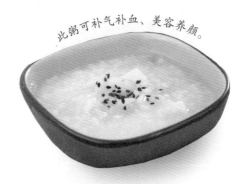

此粥可补气补血、美容养颜。

黑芝麻山药粥

此粥能健脾养血、抗衰老、改善气色，还能滋阴补气。

◆◆◆◆◆

原料	做法
山药 50 克 大米 100 克 熟黑芝麻适量	1. 大米洗净；山药去皮，洗净切块。 2. 山药块和大米一起放入锅内，加水煮粥，待粥快熟时撒入熟黑芝麻即可。

● ● ● ● ● ● ● ● ● ● ● ● ● ●

可以根据个人口味，加入适量白糖或冰糖调味。

● ● ● ● ● ● ● ● ● ● ● ● ● ●

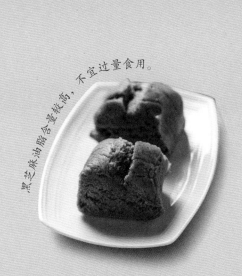

黑芝麻油脂含量较高，不宜过量食用。

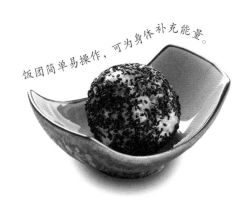

饭团简单易操作，可为身体补充能量。

黑芝麻蜜糕

黑芝麻是很好的膳食纤维来源。黑芝麻研碎更有利于营养的吸收，有助于预防便秘、排毒养颜。

◆◆◆◆◆

原料

黑芝麻 100 克

面粉 500 克

鸡蛋 2 个

发酵粉适量

蜂蜜适量

盐适量

做法

1. 黑芝麻炒香研碎。

2. 在黑芝麻碎中放入面粉、鸡蛋、发酵粉、蜂蜜。

3. 加适量清水和盐，揉成团。

4. 发酵后入锅蒸熟，切块食用。

慢性肠炎、便溏腹泻者最好不要食用黑芝麻。

黑芝麻饭团

黑芝麻饭团营养丰富，口感甜糯，是补充体力的佳品。

◆◆◆◆◆

原料

糯米 50 克

大米 50 克

红豆沙 100 克

黑芝麻适量

做法

1. 将糯米、大米洗净，一起蒸熟。

2. 米饭晾至温热，取一小团米饭，包入适量红豆沙，捏成团状。剩余米饭用同样的方法制成饭团。

3. 黑芝麻炒熟装盘，在饭团上滚一层黑芝麻即可。

黑芝麻浸泡会有轻微掉色的现象，如掉色严重，则不建议食用。

花生被称为长生果，有很好的抗氧化、延缓衰老的作用，食用花生时外面的红衣要保留。中医认为，花生红衣有补血养血的功效，适合血虚、易出血的人食用。

补血抗衰老
——花生

· · · · · · · · · · · · · · · ·

营养价值

1. 花生有一定的健脑、补脑作用，脑力劳动者可以适当吃些花生。

2. 花生具有润滑肠道的作用，适当摄入可以促进胃肠蠕动，减少便秘的发生。

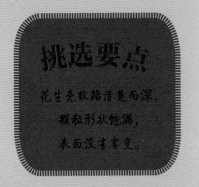

挑选要点

花生壳纹路清楚而深，
颗粒形状饱满，
表面没有霉变。

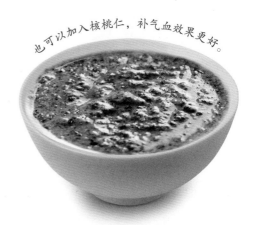

也可以加入核桃仁，补气血效果更好。

花生芝麻糊

常喝能抗氧化、防衰老，有紧致肌肤、收缩毛孔的作用。

◆◆◆◆◆

原料	做法
黑芝麻适量	1. 将黑芝麻、花生洗净，沥干。
花生适量	2. 将黑芝麻、花生分别炒熟后，用搅拌机搅成末。
冰糖适量	3. 加入适量开水和冰糖搅拌成糊即可食用。

也可以直接将花生和黑芝麻放入豆浆机中打成糊。

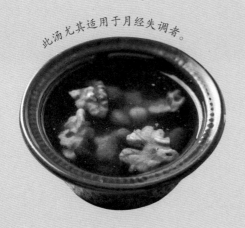

此汤尤其适用于月经失调者。

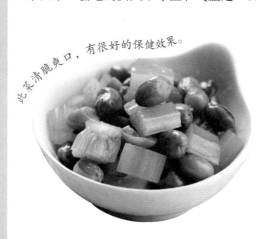

此菜清脆爽口，有很好的保健效果。

花生核桃瘦肉汤

此汤能补血养颜、滋阴润发、延缓衰老，
帮助女性养护卵巢。

芹菜拌花生

芹菜与花生同食，能起到营养互补的作用，
但不可食用过量。

◆◆◆◆◆

原料

猪瘦肉 100 克
花生 30 克
核桃仁 30 克
盐适量

做法

1. 猪瘦肉洗净，切小块；花生、核桃仁洗净备用。
2. 将准备好的原料放到砂锅中，加适量清水。
3. 大火煮沸，转小火煲到熟，加盐调味即可食用。

◆◆◆◆◆

原料

芹菜 120 克
花生 100 克
八角适量
花椒适量
桂皮适量
姜片适量
米醋适量
盐适量
油适量

做法

1. 芹菜择洗干净，切段，焯水，再放入冷水中过凉备用。
2. 锅中加水煮沸，下花生，将八角、花椒、桂皮和姜片包入纱布后放入锅中，小火煮30分钟，调入盐。
3. 芹菜段放入容器中，加盐、米醋拌匀，淋入炸过花椒的热油，放入煮好的花生拌匀即可。

花生最好保留红衣，食用前清洗一下，
以去除表面灰尘。

花生煮好后在汤汁中浸泡一会儿再捞出
来，味道更好。

核桃不仅具有良好的健脑功效，也对神经衰弱有一定的辅助治疗功效。有头晕、失眠、健忘等症状的女性，每天吃1~2个核桃，可得到有效缓解。

益气健脑
——核桃

· · · · · · · · · · · · · · ·

营养价值

核桃仁中所含的精氨酸、油酸、抗氧化物质等可以保护心血管，预防冠心病、中风、阿尔茨海默病。

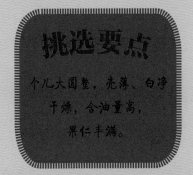

挑选要点

个儿大圆整，壳薄、白净干燥，含油量高，果仁丰满。

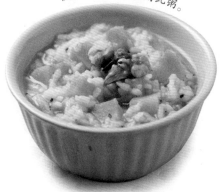

便秘者可经常食用此粥。

核桃红薯粥

此粥能补气养血、促进消化，长期受便秘困扰的女性可多食。

◆◆◆◆◆

原料

核桃仁 100 克
大米 100 克
黑芝麻 50 克
红薯 200 克

做法

1. 黑芝麻、核桃捣碎。
2. 红薯洗净去皮，切成小块。
3. 大米淘洗干净，浸泡 2 小时。
4. 将上述材料一起放入锅中，加适量水，煮粥即可食用。

核桃属于能量密度较高的食物，不宜食用过多。

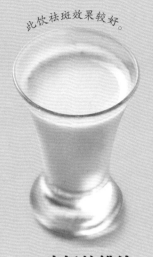

此饮祛斑效果较好。

牛奶核桃饮

牛奶与核桃同食，能改善面部色素沉着，祛斑增白。

◆◆◆◆◆

原料

核桃仁 50 克
牛奶适量

做法

1. 核桃仁洗净后，用刀切碎。
2. 放入料理机中，加水，磨成浆。
3. 和牛奶混合在一起饮用。

· · · · · · · · · ·

将核桃仁浸泡后去掉褐色的皮，味道会更好。也可直接将牛奶和核桃仁放入料理机中打磨成浆。

· · · · · · · · · ·

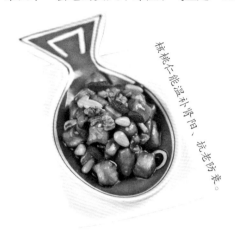

核桃仁能温补肾阳、抗老防衰。

核桃鸡丁

此菜具有补肺益肾的功效，适用于肺肾两虚引起的神疲无力、面色无华。

◆◆◆◆◆

原料

核桃仁 50 克
鸡胸肉 150 克
松子适量
枸杞子适量
姜片适量
料酒适量
盐适量
油适量
生抽适量

做法

1. 鸡胸肉洗净切丁，加少许料酒、姜片、盐，拌匀后腌15分钟。
2. 核桃仁、松子炸酥，放凉备用。
3. 油锅烧热，将鸡胸肉丁炒熟，倒入核桃仁、松子和枸杞子略炒，加盐、生抽调味。

· · · · · · · · · ·

核桃应放在阴凉干燥处保存，注意防潮、防虫蛀。

· · · · · · · · · ·

腰果含有丰富的油脂，可以润肠通便，并有很好的润肤美容的功效，还能延缓衰老。腰果热量较高，不宜过量食用。

美容养颜
——腰果

• • • • • • • • • • • • • • • • •

营养价值

腰果含有丰富的维生素，具有很强的抗氧化作用，可使肌肤状况得到改善。

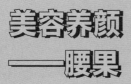

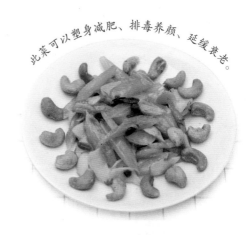

此菜可以塑身减肥、排毒养颜、延缓衰老。

西芹百合炒腰果

百合可安神、清心、润肺；西芹富含膳食纤维，能预防便秘。

◆ ◆ ◆ ◆ ◆

原料	做法
西芹 100 克	1.西芹去叶，洗净，切段；百合洗净。
百合 50 克	
腰果 40 克	2. 炒锅置火上，锅中倒适量的油，放入腰果炸一下。
枸杞子适量	
油适量	3. 锅留底油，放入西芹段和百合，煸炒片刻。
盐适量	
	4. 加适量的盐和枸杞子即可食用。

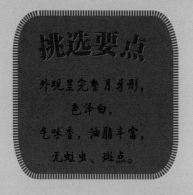

挑选要点

外观呈完整月牙形，
色泽白，
气味香，油脂丰富，
无蛀虫、斑点。

• • • • • • • • • • • • • • • • • • • •

腰果热的时候可能不脆，可以放凉后再吃。

• • • • • • • • • • • • • • • • • • • •

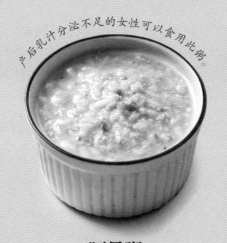

产后乳汁分泌不足的女性可以食用此粥。

此菜能补充体力、缓解疲劳。

腰果粥

此粥能滋阴养胃、润肺化痰,适合脾胃虚弱、食欲不佳或咳嗽的人食用。

芹菜腰果炒香菇

香菇是高蛋白、低脂肪食物;芹菜富含膳食纤维和维生素 C;腰果可以增强抵抗力。三者搭配,有利于补充体力、缓解疲劳。

❖❖❖❖❖

原料

大米 100 克
腰果 50 克

做法

1. 大米淘洗干净;腰果碾碎。
2. 将准备好的原料放到砂锅中,加清水适量,大火煮沸,小火煮到熟,即可食用。还可以加点盐调味。

❖❖❖❖❖

原料

芹菜 200 克
腰果 50 克
香菇适量
红彩椒适量
蒜片适量
盐适量
油适量

做法

1. 芹菜去叶,洗净,切片;红彩椒洗净,切条;香菇去蒂,洗净,切片;腰果洗净,沥干。
2. 芹菜片、香菇片焯水,捞出沥干。
3. 油锅烧热,下腰果翻炒炸熟,捞出沥油。
4. 锅留底油,爆香蒜片,放入芹菜片、腰果、红彩椒、香菇片翻炒,加盐调味即可。

腰果有黏手感或受潮时,说明已变质,不可再食用。

腰果油脂含量较高,胆功能不良者不宜食用腰果。

有些女性面色苍白，身体消瘦，同时有畏寒、手脚冰凉的症状，吃点凉的就胃痛、腹泻。这样的女性可以吃些红枣来调理气血。

改善面色苍白
——红枣

营养价值

1. 红枣中的维生素 P 含量丰富，不仅可以预防动脉硬化，还可以调节人体代谢，增强免疫力。

2. 红枣中富含钙和铁，对防治骨质疏松和产后贫血有重要作用。

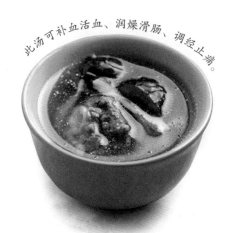

此汤可补血活血、润燥滑肠、调经止痛。

当归红枣煲牛肉

当归能补血调经；牛肉能益气补虚。二者同用，对卵巢早衰有食疗作用。

◆◆◆◆◆

原料	做法
牛肉 200 克	1. 当归洗净，入砂锅，加适量水，大火煮沸，转小火煮 20 分钟。
当归 20 克	
红枣 3 颗	
姜适量	2. 牛肉洗净，切块；红枣洗净，去核；姜洗净，切片。
料酒适量	
盐适量	3. 将准备好的牛肉、红枣、姜片放到砂锅中，大火煮沸，调入料酒，转小火煮熟，加盐即可。

挑选要点

皮紫红，颗粒大而均匀，果形短壮圆整；皮薄核小，肉质厚且细。

红枣是滋补调养佳品，可以经常食用，但切忌过量，以免引起胃酸过多、腹胀等问题。

此茶养血安神效果较好。

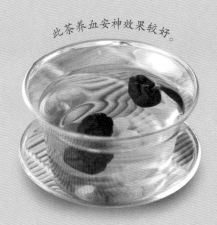

此粥可滋补强身、缓解体虚。

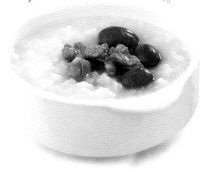

黄芪红枣茶

黄芪具有补气固表、利水退肿的作用，与红枣一同泡茶有补气补血的作用。

◆◆◆◆◆

原料
黄芪 10 克
红枣 2 颗

做法
1. 红枣洗净，去核。
2. 将红枣和黄芪一起放入杯中，加适量开水冲泡，即可饮用。

热性体质者不宜饮用此茶，孕妇以及经期妇女也不宜饮用此茶。

红枣核桃粥

红枣、核桃搭配煮粥，可补中益气、养心安神，还能改善睡眠质量，经常失眠的女性可适度食用。

◆◆◆◆◆

原料
大米 20 克
核桃仁 10 克
红枣 4 颗

做法
1. 红枣洗净，去核；核桃仁泡软后去皮。
2. 淘洗好的大米加入适量清水，倒入砂锅中煮 10 分钟。
3. 将核桃仁和红枣放入砂锅，小火煮至粥软烂即可。

红枣皮不易被人体消化利用，建议将红枣煮至软烂后再食用。

肝能影响到气血运行，肾也能影响到子宫、卵巢的功能，因此，想养好子宫、卵巢就应肝肾同养。子宫、卵巢的功能好了，雌激素充盈了，肌肤才会水润起来。肌肤干的人可吃点桑葚，能强肝肾、益精血，使子宫、卵巢得到充分滋养。

让肌肤更水润
——桑葚

营养价值

1.桑葚能够生津止渴、促进消化、帮助排便，适量食用能促进胃液分泌，刺激肠蠕动。

2.桑葚中含有丰富的维生素、花青素以及活性蛋白等成分，具有较好的养颜护肤、延缓衰老的作用。

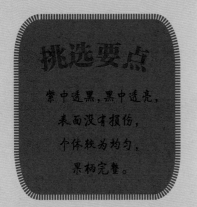

挑选要点

紫中透黑，黑中透亮，

表面没有损伤，

个体较为均匀，

果柄完整。

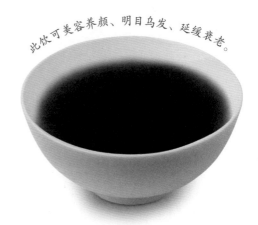

此饮可美容养颜、明目乌发、延缓衰老。

桑葚汁

桑葚富含铁元素，有滋阴补血的作用。

◆◆◆◆◆

原料
桑葚 100 克

做法
鲜桑葚洗净，捣烂取汁，饮服。放入冰箱冷藏后风味更佳。

桑葚不宜保存，最好现买现食，轻拿轻放，先放入淡盐水中浸泡一段时间再洗净食用。

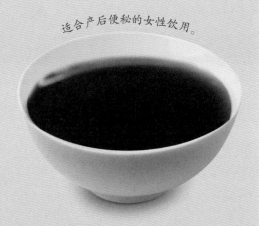

适合产后便秘的女性饮用。

桑葚五味子茶

桑葚与五味子泡茶饮用，可安神明目、
润肠通便、延缓衰老。

◆◆◆◆◆

原料
干桑葚 10 克
五味子 5 克

做法
1. 桑葚和五味子分别
洗净，放入砂锅中。
2. 加适量清水，大火
煮沸。
3. 小火煎 20 分钟，
取汁服用。

· · · · · · · · · · · · · · · · ·

也可将五味子研碎，和桑葚一起倒入杯
中，加入沸水冲泡饮用。

· · · · · · · · · · · · · · · · ·

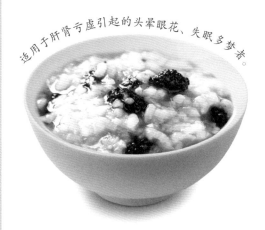

适用于肝肾亏虚引起的头晕眼花、失眠多梦者。

桑葚大米粥

桑葚可滋阴补肾、润肠通便；大米可健
脾补血。二者同食，可使头发乌黑油亮，
肌肤滋润有光泽。

◆◆◆◆◆

原料
桑葚 20 克
大米 50 克

做法
1. 大米淘洗干净，
提前浸泡 2 小时；
桑葚洗净。
2. 砂锅置火上，放
入大米和适量水，
煮沸后转小火煮至
粥熟。
3. 放入桑葚，略煮
片刻即可。

· · · · · · · · · · · · · · · · ·

桑葚大米粥要用砂锅熬煮，不要使用铁
锅。另外，脾胃虚寒者最好不要食用。

· · · · · · · · · · · · · · · · ·

石榴酸甜可口、营养丰富，含有多种人体所需的营养成分，可以为子宫和卵巢提供多种营养支持，使其气血充足。石榴中叶酸的含量也比较高，备孕期的女性不妨每天吃点石榴。

补叶酸
——石榴

营养价值

1. 石榴果实中含有维生素 C、B 族维生素、有机酸、糖类、蛋白质、脂肪，以及钙、磷、钾等矿物质。

2. 石榴果实含有花青素，能保护眼睛。

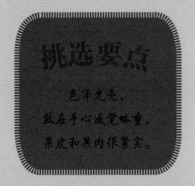

挑选要点

色泽光亮，
放在手心感觉略重，
果皮和果肉很紧实。

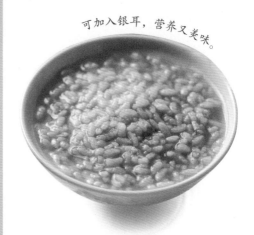

可加入银耳，营养又美味。

石榴粥

此粥能健胃提神、增强食欲、生津止渴，还可涩肠止泻。

◆◆◆◆◆

原料
石榴子 80 克
大米 100 克

做法
1. 将新鲜的石榴子放入锅内，加水煎取浓汁。
2. 大米淘洗干净，煮粥。
3. 将石榴子汁倒入粥中，共同煮熟即可食用。

可以用纱布包住石榴子，挤出汁后再煎煮。

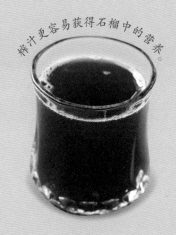

榨汁更容易获得石榴中的营养。

石榴汁

饮用石榴汁能补充维生素、叶酸等营养元素。

◆◆◆◆◆

原料
石榴子适量

做法
1. 将石榴子放入榨汁机中,榨汁。
2. 用纱布过滤,即可饮用。

在石榴汁中加入适量蜂蜜调味,味道会更好。

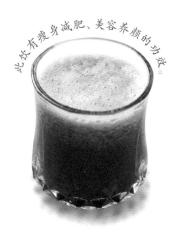

此饮有瘦身减肥、美容养颜的功效。

葡萄柚苹果石榴汁

此果汁含有丰富的维生素C和可溶性膳食纤维。

◆◆◆◆◆

原料
葡萄柚 100 克
石榴 100 克
苹果 100 克
柠檬 20 克

做法
1. 葡萄柚去皮;石榴去皮;苹果洗净,去皮,切块;柠檬洗净,去皮,去子,切块。
2. 将葡萄柚、石榴、苹果和柠檬一同放入榨汁机中榨汁,过滤后即可饮用。

石榴汁会腐蚀牙齿,喝完果汁后一定要及时刷牙或漱口。

中医认为，桂圆入心经、脾经，具有补心脾、益气血、保养子宫及卵巢之功效。桂圆含有多种营养物质，有健脑益智、安神等功效。更年期女性和体质虚弱者，适当吃些桂圆有利于健康。

南国人参
——桂圆

营养价值

桂圆含有蛋白质、脂肪、糖类、有机酸及多种维生素等，可预防肌肤早衰。

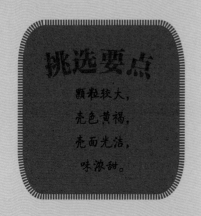

挑选要点

颗粒较大，
壳色黄褐，
壳面光洁，
味浓甜。

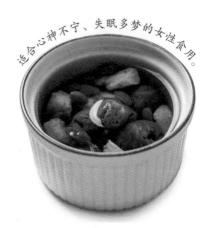

适合心神不宁、失眠多梦的女性食用。

桂圆枸杞鸡汤

此汤有温补体虚、养血补气的作用。

◆◆◆◆◆

原料	做法
鸡肉 200 克 桂圆干 6 颗 枸杞子 15 克 盐适量	1. 鸡肉洗净，切块；桂圆干去壳；枸杞子洗净。 2. 鸡肉块用开水汆一下，连同桂圆、枸杞子一同放入砂锅内。 3. 加适量清水，大火煮沸。 4. 改小火炖熟，加适量盐调味即可食用。

桂圆含糖量高，很容易发霉生虫，最好密封后冷藏，或放在阴凉干燥的地方。

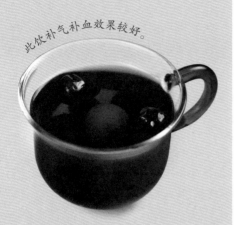

此饮补气补血效果较好。

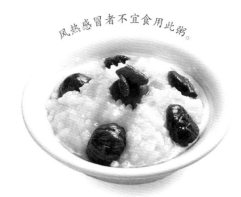

风热感冒者不宜食用此粥。

桂圆红枣茶

桂圆、红枣有调养气血不足、改善气色的
滋补效果，是产后女性补气佳品。

◆◆◆◆◆

原料

桂圆 6 颗
红枣 4 颗
蜂蜜适量

做法

1. 桂圆去壳；红枣洗净，去核。
2. 桂圆、红枣放入汤锅内，加入水，大火烧开后，改小火焖煮约 30 分钟。
3. 放温后再加入适量蜂蜜，即可饮用。

· · · · · · · · · · · · · · ·

桂圆和红枣都比较甜，可以依个人口味
决定是否加蜂蜜。

· · · · · · · · · · · · · · ·

板栗桂圆粥

板栗可以健脾养胃、强壮筋骨、止血消肿；
桂圆可以益气补血、安心宁神。二者熬粥
食用，可以滋补身体、提高免疫力。

◆◆◆◆◆

原料

桂圆肉 15 克
板栗肉 50 克
大米 200 克
枸杞子适量

做法

1. 大米淘洗干净；桂圆肉、板栗肉洗净。
2. 砂锅中倒入适量清水，大火烧开后放入所有原料。
3. 砂锅盖上锅盖，大火烧开后转小火再煮 40 分钟至食材软烂即可。

· · · · · · · · · · · · · · ·

劣质桂圆肉质干硬或颜色发暗。鲜桂圆
如果有刺鼻的气味，也不宜购买。

· · · · · · · · · · · · · · ·

　　菠菜含有丰富的膳食纤维，能够有效促进肠道蠕动，预防便秘的效果非常明显。菠菜中所含微量元素,能促进人体新陈代谢,有利于身体健康。

润肠通便
——菠菜

· · · · · · · · · · · · · · · ·

营养价值

菠菜中含有丰富的胡萝卜素、维生素C、钙、磷及一定量的铁、维生素E等有益成分,可为人体提供多种营养物质。

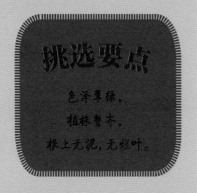

挑选要点

色泽翠绿，
植株整齐，
根上无泥,无烂叶。

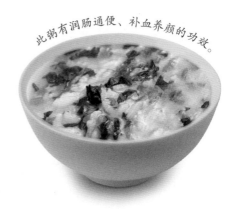

此粥有润肠通便、补血养颜的功效。

菠菜粥

此粥可养血止血、敛阴润燥、通利肠胃,适合体弱、患有缺铁性贫血的女性食用。

◆◆◆◆◆

原料

菠菜 100 克
大米 50 克
盐适量

做法

1. 菠菜洗净，去根，用开水焯一下，切碎。
2. 大米淘洗干净。
3. 将大米熬成粥，熟时放入菠菜。
4. 再次煮沸，加盐调味即可食用。

· · · · · · · · · · · · · · · · · · · ·

在吃菠菜前，可先用开水焯一下后挤出部分汁液后再烹饪，既可保全菠菜的营养成分，又能除掉部分草酸。

· · · · · · · · · · · · · · · · · · · ·

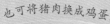

也可将猪肉换成鸡蛋。

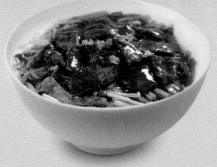

菠菜富含膳食纤维，有助于缓解便秘。

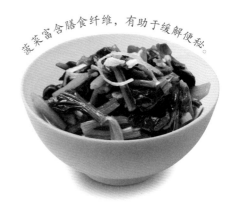

菠菜炒肉

此菜能补充蛋白质和多种维生素，味道清淡鲜香，可以增进食欲、通便清热、理气补血。

◆◆◆◆◆

原料	做法
菠菜 200 克	1. 菠菜洗净，切段，用开水焯一下。
瘦肉 100 克	2. 瘦肉洗净，切块。
油适量	3. 炒锅热后，放入适量油，油热后放入猪肉，煸炒至熟。
盐适量	4. 放入菠菜，加适量盐，翻炒均匀，加入葱末即可食用。
葱末适量	

菠菜选择带红根的口感更好，最好连根一起食用。

凉拌菠菜

适量食用菠菜能养肝清热，还能增强体质。

◆◆◆◆◆

原料	做法
菠菜 150 克	1. 菠菜连根洗净；大蒜洗净拍碎。
大蒜 3 瓣	2. 菠菜焯水后捞出，过凉水后挤干水分、切段。
生抽适量	3. 在菠菜上放上大蒜、葱丝，倒入生抽、醋和香油，拌匀即可。
醋适量	
香油适量	
葱丝适量	

菠菜焯水要快，不要煮得太烂，以保存更多的营养成分。

在土豆的众多功效中，补益胃气的功效较为突出，此外还具有益气解毒、润肠通便、减肥降脂、活血消肿、美容和抗衰老等功效。

健脾和胃
——土豆

营养价值

1. 土豆富含 B 族维生素和优质纤维素，能缓解疲劳、维护心脏和血管健康、降低胆固醇。

2. 土豆中含有丰富的膳食纤维，可促进胃肠蠕动，疏通肠道。

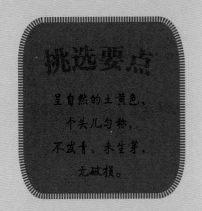

挑选要点

呈自然的土黄色，

个头儿匀称，

不发青、未生芽，

无破损。

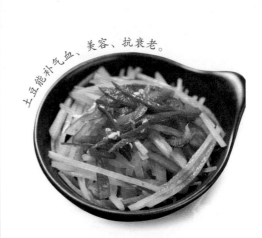

土豆能补气血、美容、抗衰老。

酸辣土豆丝

土豆热量较低，是理想的减肥食物；辣椒口味独特，富含维生素。此菜能增强食欲。

◆◆◆◆◆

原料	做法
土豆1个	1. 土豆去皮切丝，用清水浸泡冲洗一下；红椒和青椒分别洗净切丝。
青椒1个	
红椒1个	
白糖适量	2. 炒锅倒油，爆香葱花，倒入土豆丝翻炒，加盐和白糖，淋入少许冷水继续翻炒3分钟。
香醋适量	
油适量	
盐适量	
葱花适量	3. 加入青椒丝、红椒丝翻炒，淋入香醋翻炒均匀，关火即可食用。

炒土豆丝要大火快炒，断生后一边炒一边淋入少许的香醋，可以让土豆丝口感更佳。

肥胖人群及血脂较高者不宜多食。

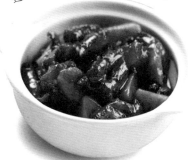

适合术后、病后调养的人食用。

土豆烧肉

土豆可健脾和胃；猪肉可补肾养血。此菜
适合体形消瘦、皮肤干燥的女性食用。

◆◆◆◆◆

原料

土豆 120 克
五花肉 30 克
油适量
盐适量
老抽适量

做法

1. 土豆去皮洗净，切
块；五花肉切块。
2. 起油锅，下肉块，
滑散炒熟，放老抽提
味、增色。
3. 下土豆块，加盐炒
拌均匀。
4. 加适量的水炖煮，
待土豆软绵即可食用。

土豆不宜食用过量，否则容易出现腹胀
的情况。

土豆炖牛肉

土豆炖牛肉有益气养胃的功效。

◆◆◆◆◆

原料

牛腱肉 200 克
土豆 1 个
山楂适量
冰糖适量
料酒适量
生抽适量
老抽适量
豆面酱适量
盐适量
炖肉料适量
姜片适量
小葱段适量

做法

1. 将牛腱肉放到凉水里
浸泡 40 分钟去血水；
土豆去皮洗净，切块。
2. 将牛腱肉切块，凉
水入锅加料酒煮开，
撇去浮沫，捞出后用
清水洗净。
3. 热锅热油，加入牛
肉块，小火煸炒，加
入除土豆块、盐以外
的材料，炒匀后加开
水没过牛肉。
4. 煮开后转小火，炖 1.5
小时左右。加入土豆
块，调入盐，再炖 20
分钟左右。

土豆应避光保存，发芽、发青及发霉腐
烂的土豆不宜食用。

洋葱味辛辣，能开胃、促进食欲，适合食欲不佳的人。洋葱非常适合女性食用。洋葱能润肠健脾、散寒杀菌。经常食用洋葱还能降低卵巢癌、子宫癌、大肠癌的发病风险。

抗菌消炎
——洋葱

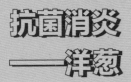

· · · · · · · · · · · · · · · · · · · ·

营养价值

洋葱性温，味辛，含有一定的挥发性物质，可以促进血液循环，有暖身的作用。

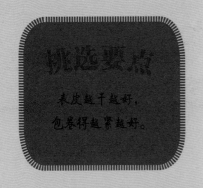

挑选要点

表皮越干越好，
包卷得越紧越好。

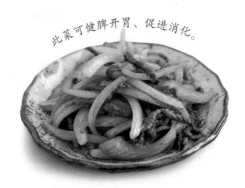

此菜可健脾开胃、促进消化。

洋葱炒牛肉

洋葱可祛痰利尿；牛肉富含铁和蛋白质。适量食用此菜，能促进消化，保护心血管健康。

◆◆◆◆◆

原料

牛肉 150 克

洋葱半个

盐适量

生抽适量

油适量

料酒适量

做法

1. 牛肉洗净，切薄片；洋葱去皮，洗净，切丝。

2. 炒锅置火上，锅热后放入适量油。

3. 油热后放入牛肉，放少许料酒炒熟。

4. 加入洋葱略炒，调入生抽、盐即可。

· · · · · · · · · · · · · · · · · · · ·

在切好的洋葱中拌入少量的面粉，炒洋葱的时候，就可以避免发软的情况，而且成菜色泽金黄，质地脆嫩。

· · · · · · · · · · · · · · · · · · · ·

木耳不宜长时间泡发。

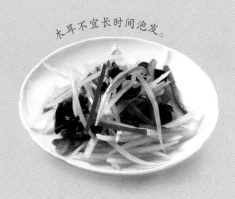

油不可过量，否则饼的口感会腻。

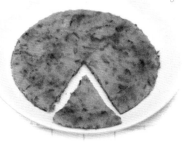

洋葱拌木耳

经常食用此菜能开胃、增加食欲，还能
维护心血管健康。

◆◆◆◆◆

胡萝卜洋葱饼

胡萝卜搭配洋葱可以补充维生素，提高
免疫力。此外，还有降血压的功效，适合
高血压患者食用。

◆◆◆◆◆

原料	做法	原料	做法
洋葱 30 克 泡发木耳 20 克 青椒半个 红椒半个 香油适量 盐适量	1.洋葱去皮，洗净，切丝；青椒、红椒分别洗净，切丝。 2.木耳洗净后用开水焯几分钟，稍凉后撕小块。 3.将准备好的原料放到小盆中，加适量盐、香油，拌匀，装盘即可食用。	胡萝卜半根 洋葱 1 小块 鸡蛋 2 个 面粉 100 克 葱适量 盐适量 油适量	1.胡萝卜、洋葱洗净后切丝，葱切葱花。 2.在胡萝卜丝和洋葱丝中加入面粉、鸡蛋、葱花和盐，搅拌成面糊。 3.锅中刷油，将适量面糊倒入锅中，烙熟即可。

切洋葱前把刀放在冷水中浸一会儿，再
切洋葱就不会辣眼睛了。

可以搭配多种蔬菜或肉类做成卷饼
食用。

中医认为，莲藕作为水中孕育出的产物，本身就有一定的养阴血的作用。女属阴，容易出现"阴血亏虚"的问题，而莲藕的通达能力很强，在养阴的同时又可活血化瘀，对女性虚寒血淤之体有很好的调理作用。故有"女子三日不可断藕"的说法。

女子三日不可离 ——莲藕

●●●●●●●●●●●●●●●●●●●●●●●

营养价值

莲藕富含膳食纤维，有助降低血糖、血酯和胆固醇水平，促进肠蠕动，预防便秘及痔疮。

挑选要点

藕节粗且短，
藕节间距长，
外形饱满，
颜色勿过白。

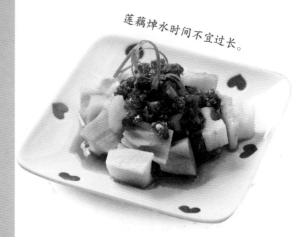

莲藕焯水时间不宜过长。

泡椒藕丁

此菜能通便止泻、健脾开胃，适合食欲不振的女性食用。

◆◆◆◆◆

原料	做法
莲藕 250 克	1.莲藕去皮，洗净后切丁；泡椒切碎；葱切丝；姜、蒜切末。
泡椒适量	
葱适量	2.锅中倒水，烧开后倒入藕丁，水开后稍煮，捞出沥干。
姜适量	
蒜适量	3.将泡椒、藕丁、葱丝、姜末、蒜末、花椒放入大碗中，加适量冷开水没过，封上保鲜膜，放入冰箱稍冷藏即可。
花椒适量	

月经期女性及孕产妇不宜大量食用生莲藕。

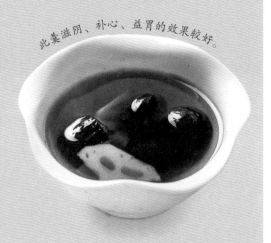

此羹滋阴、补心、益胃的效果较好。

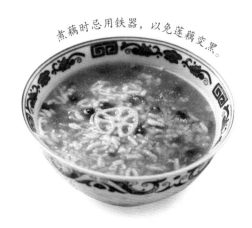

煮藕时忌用铁器，以免莲藕变黑。

莲藕红枣羹

莲藕能清热、生津止渴，与红枣一起食用，能健脾养胃、调血补血，使人面色红润。

◆◆◆◆◆

原料
莲藕 250 克
红枣 5 颗
冰糖适量

做法
1. 莲藕去皮，洗净，切块；红枣洗净，去核。
2. 将莲藕块、红枣都放到砂锅中，加适量清水，大火煮沸。
3. 转小火煲 40 分钟，加适量冰糖调味，即可食用。

莲藕去皮后应尽快下锅烹制，避免因氧化而变黑。若不能及时烹调，可将莲藕放入加醋的清水中浸泡，以保持色泽洁白。

红豆莲藕粥

此粥能滋阴润肺、通便利尿，尤其适合贫血者食用。

◆◆◆◆◆

原料
红豆 50 克
莲藕 20 克
大米 100 克

做法
1. 红豆洗净，用清水浸泡 4 个小时；大米洗净；莲藕去皮，洗净，切片。
2. 将所有食材放入砂锅中，加水，煮至粥成即可。

煮红豆莲藕粥时加入少许盐，口味更佳。

山药，被古人称为"神仙之食"。中医认为，山药可以健脾、补肺、固肾、益精、滋润皮毛；可以改善脾虚导致的泄泻、久痢、虚劳咳嗽、遗精、带下、小便频数；可以缓解糖尿病患者的口渴、尿多、善饥欲食等症状。

神仙之食 ——山药

营养价值

山药具有补肺益气、养阴止咳、调肺化痰的功效，可缓解气短久咳、虚喘等症。

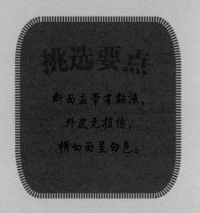

挑选要点

断面应带有黏液，外皮无损伤，横切面呈白色。

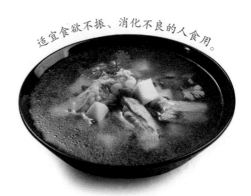

适宜食欲不振、消化不良的人食用。

山药排骨汤

适量食用此汤能健脾补肾，调节气血，增强免疫力。

◆◆◆◆◆

原料	做法
山药 150 克	1. 山药去皮，洗净，切滚刀块。
排骨 250 克	
香菜适量	2. 汆烫排骨，捞起备用。
枸杞子适量	
盐适量	3. 锅内放入水，加入排骨，大火烧沸。
	4. 转小火炖 30 分钟后，加入山药块、枸杞子一起煮至排骨熟透，加盐调味，撒上香菜即可。

切好的山药，可泡在水中，以防止山药表面氧化发黑。

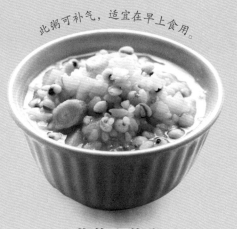

此粥可补气，适宜在早上食用。

黄芪山药粥

山药能补肾益气，黄芪能补气健脾。
二者同食，能补肾益精气。

◆◆◆◆◆

原料
黄芪 30 克
山药 30 克
薏米 50 克
大米 50 克

做法
1. 山药去皮洗净，切小丁；黄芪、薏米、大米分别洗净。
2. 锅置火上，放入黄芪和适量水，煮沸后改小火熬煮 30 分钟，去渣取汁。
3. 在黄芪汁中放入薏米、大米，大火煮沸后，改小火熬煮。
4. 加入山药，待粥煮至烂熟时即可。

削山药时最好戴上手套。如果削完山药手痒，可以用白醋擦一下。

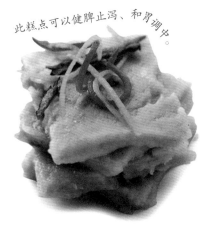

此糕点可以健脾止泻、和胃调中。

山药扁豆糕

山药搭配扁豆能健脾止泻，适合脾胃
虚弱者食用。

◆◆◆◆◆

原料
山药 250 克
扁豆 50 克
陈皮适量
淀粉适量
红枣碎适量
彩椒丝适量

做法
1. 山药去皮，切薄片；陈皮切丝。
2. 将山药片、扁豆煮熟，晾凉后碾成泥状。
3. 将山药泥、扁豆泥、淀粉和水搅拌成糊状，放入碗中，然后均匀撒入陈皮丝、红枣碎。
4. 大火蒸 15 分钟后取出，晾至山药扁豆糕微温，切块，撒上彩椒丝作装饰。

山药扁豆糕适合长期食用，可作早点。

秋冬季节，天气寒凉，受自然界影响，体内的寒气也会加重。这样一来，有痛经的女性也会症状加重，且经血里面的血块增多，甚至腰部也疼痛不已。秋冬季节，为了抵抗寒气的入侵，可以吃点老姜。

让身体暖起来——老姜

营养价值

1. 老姜温中除寒的功效比较好。

2. 老姜对于寒邪犯肺导致的咳嗽，寒邪侵犯脾胃导致的胃寒痛、呕吐等症也均有较好疗效。

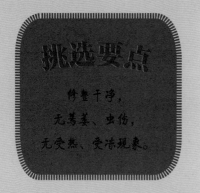

挑选要点

竹壮干净，
无萎姜、虫伤，
无受热、受冻现象。

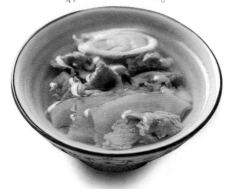

料酒用量不宜过多。

老姜肉片汤

此汤能温宫暖身、补气补血，适合女性经期食用。

◆◆◆◆◆

原料

猪瘦肉 100 克
老姜 3 片
葱白适量
料酒适量
盐适量
油适量

做法

1. 猪瘦肉洗净，切成薄片。

2. 炒锅注油烧至五成热，放入猪肉片、老姜片，煸炒出香味后，倒入适量的清水。

3. 烹入料酒，大火煮沸后，小火煮 30 分钟。

4. 加适量盐、葱白即可食用。

姜片尽量切得薄一点，炒到边缘卷起，能更好地激发姜的辛辣味和清香味。

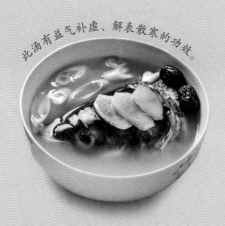

此汤有益气补虚、解表散寒的功效。

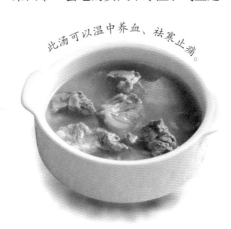

此汤可以温中养血、祛寒止痛。

姜枣鱼头汤

老姜温中散寒的功效比较好，能防止
寒气入侵。

◆◆◆◆◆

原料
鱼头1个
红枣2颗
老姜3片
盐适量
料酒适量
葱花适量

做法
1.红枣洗净，去核；
鱼头处理干净。
2. 将红枣、鱼头、
老姜片一起放入砂
锅中，倒入适量的
清水。
3. 烹入料酒，大火
煮沸后，小火煮1
小时。
4. 加适量盐，放入
葱花即可食用。

老姜皮厚肉坚，味道辛辣，适合宫寒的
女性食用。

当归姜羊肉煲

此汤能补气血，适合冬季手脚冰凉的
女性食用。

◆◆◆◆◆

原料
羊肉250克
老姜15克
当归1克
葱适量
盐适量
料酒适量

做法
1.羊肉洗净，切块，
汆水，去血沫，沥干。
2. 当归洗净，热水
浸泡30分钟，切薄
片；老姜切片；葱
切段。
3. 将羊肉块放入锅
中，加入当归片、
姜片、葱段、料酒
及泡过当归的水，
小火煲2小时，加
盐调味即可。

浸泡当归的水不要倒掉，煲汤时可以
使用。

牛肉为寒冬补益佳品。寒冬食牛肉，有暖胃作用。饮食不注意、压力大、情绪紧张……种种原因都会导致女性的卵巢早衰，提早出现更年期症状。卵巢早衰的女性可多吃点牛肉。

肉中之王
——牛肉

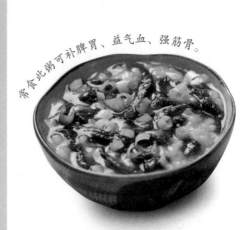

常食此粥可补脾胃、益气血、强筋骨。

牛肉大米粥

此粥能补气血，预防女性卵巢早衰，常食可改善女性面色萎黄的不良状态。

◆◆◆◆◆

• • • • • • • • • • • • • •

营养价值

1. 牛肉含有丰富的蛋白质、氨基酸，能提高机体抗病能力，改善贫血。

2. 牛肉富含矿物质和B族维生素，还是铁元素的重要来源。

原料	做法
牛肉30克	1. 牛肉洗净，切丝，用姜丝、蛋清、黄酒腌制片刻。
大米100克	
鸡蛋1个	
姜丝适量	2. 大米洗净。
黄酒适量	3. 牛肉加水煮开，撇去浮沫。倒入大米同煮45分钟。
盐适量	
葱花适量	
	4. 调入盐，煮至粥黏稠，撒葱花即可。

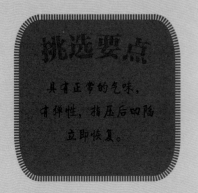

挑选要点

具有正常的气味，有弹性，指压后凹陷立即恢复。

牛肉的纤维组织较粗，结缔组织较多，应横切，否则不仅不易入味，还不易咀嚼。

汤中蔬菜可换成白萝卜、莲藕等。

板栗不宜过量食用。

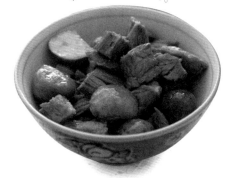

枸杞煲牛肉汤

此汤能补血养血，改善女性失眠、气血
不足等症状。

◆◆◆◆◆

原料

牛肉 300 克
胡萝卜 1 根
土豆 1 个
枸杞子 20 克
料酒适量
盐适量

做法

1. 牛肉洗净，切块，用开水余 3 分钟。
2. 胡萝卜、土豆分别去皮，洗净切块。
3. 牛肉和枸杞子放入砂锅中，加入适量清水和料酒。
4. 大火煮沸转小火煲 2 小时。
5. 放入胡萝卜和土豆煮熟，加盐即可。

烹饪时放几个山楂或一点茶叶，牛肉会
更易烂。

板栗烧牛肉

此菜可补肾健脾、益胃平肝，适合体弱、形体
消瘦的人食用。

◆◆◆◆◆

原料

牛肉 200 克
板栗 100 克
红枣 5 颗
葱适量
姜适量
盐适量
生抽适量
花椒适量
草豆蔻适量
八角适量
油适量

做法

1. 牛肉洗净，切块，余水 3 分钟；板栗去壳；红枣洗净，去核；葱、姜分别切末。
2. 油锅下板栗，煸炒至表皮发黄，取出。
3. 油锅烧热，放入草豆蔻、八角、花椒，略炒后倒入牛肉煸炒，加盐、生抽、葱末、姜末翻炒至大部分水分被吸收，捞出装入汤锅中，加水炖 2 个小时。
4. 放入板栗和红枣炖 1 个小时，大火收汁。

板栗烧牛肉适合秋冬季节进补，但也注意
不要过量食用。

乌鸡能增强人体免疫功能，对气血亏虚引起的月经不调及老年人虚损性疾病，有很好的补益作用。

女性滋补佳品——乌鸡

营养价值

乌鸡富含蛋白质及多种氨基酸，可以益气养阴、养血健脾，适合阴虚及气虚者食用。经期以及产后出现血虚症状的女性，适当吃些乌鸡或者喝乌鸡汤，可以起到明显的补血作用。

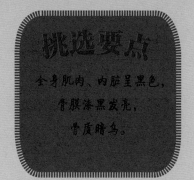

挑选要点

全身肌肉、内脏呈黑色，
骨膜漆黑发亮，
骨质暗乌。

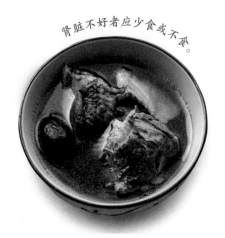

肾脏不好者应少食或不食。

乌鸡红枣汤

此汤可调经活血，适合女性进补食用。

◆◆◆◆◆

原料	做法
乌鸡1只 红枣4颗 姜适量 盐适量	1.将乌鸡洗净，去内脏；红枣洗净；姜洗净，切成片。 2.将乌鸡和红枣放入砂锅内，加入适量清水和姜片，煮至烂熟，放入适量盐调味即可食用。

乌鸡连骨熬汤滋补效果较好，可将其骨头砸碎，与肉一起熬炖，汤熬好后可用纱布过滤。

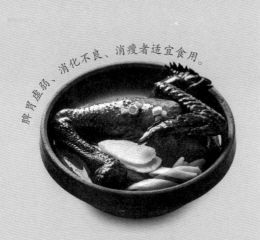

脾胃虚弱、消化不良、消瘦者适宜食用。

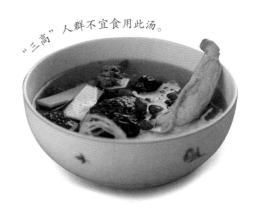

"三高"人群不宜食用此汤。

黄芪炖乌鸡

此汤能补中、益气、补血，对女性缺铁性
贫血有一定功效。

◆◆◆◆◆

原料
黄芪 30 克
乌鸡 1 只
姜片适量
葱段适量
盐适量

做法
1. 将乌鸡去内脏，
洗净后入沸水中氽
一下。
2. 将黄芪洗净后用
纱布包好，装入鸡
肚内。
3. 将鸡入锅，加水、
姜片、葱段、盐，
炖至乌鸡烂熟即可
食用。

用砂锅炖乌鸡，大火烧开后改为小火慢
炖，比用高压锅味道更好。

人参乌鸡汤

此汤能补虚益气，增强体质，适合久病
体虚者食用。

◆◆◆◆◆

原料
人参 25 克
乌鸡 1 只
枸杞子 10 克
红枣 5 颗
姜片适量
盐适量

做法
1.乌鸡去内脏，洗净，
切块，氽水，将人参、
枸杞子、红枣、鸡肉、
姜片一同放入锅中，
加适量水。
2. 大火煮沸，改小
火煮至鸡肉熟烂。
3. 加盐调味，再稍
煮即可。

患急性病或发热时不可服用人参。大病初
愈者、过敏者、高血压患者也要慎用。

俗语说："一鸽胜九鸡。"可见其营养价值之高。中医学认为，鸽肉有补肝壮肾、益气补血、清热解毒、生津止渴等功效。

高蛋白低脂肪
——鸽肉

• • • • • • • • • • • • • • • • •

营养价值

1. 鸽肉的蛋白质含量丰富，鸽肉消化率也高，而脂肪含量较低。

2. 鸽肉含钙、铁、铜等营养元素及维生素 A、维生素 E 等，营养价值高。

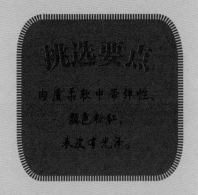

挑选要点

肉质柔软中带弹性、颜色粉红，表皮有光泽。

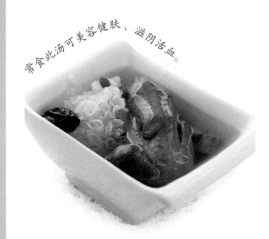

常食此汤可美容健肤、滋阴活血。

乳鸽银耳汤

此汤能滋阴补肾，缓解皮肤干燥，增强皮肤活力和皮肤弹性。

◆ ◆ ◆ ◆ ◆

原料	做法
乳鸽 1 只 银耳 10 克 蜜枣 3 颗 盐适量 枸杞子适量	1. 将乳鸽切好，洗净，放入沸水中氽 5 分钟，取出过冷水，洗净。 2. 银耳用清水浸至膨胀，放入沸水中煮 3 分钟，取出撕成小朵。 3. 把适量清水烧沸，放鸽肉和蜜枣煲约 2 小时。 4. 放入银耳、枸杞子再煲 30 分钟，加盐调味即可。

清蒸或煲汤能较多地保存鸽肉的营养成分。

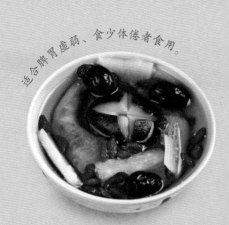

适合脾胃虚弱、食少体倦者食用。

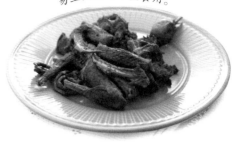

易上火的人不宜食用。

山药鸽子汤

山药能补脾肺肾，与鸽子炖汤，能补血益气，适合免疫力低卜、容易感到疲劳的女性食用。

◆◆◆◆◆

香酥鸽

此菜能滋阴补血、祛寒除湿，非常适合产后体虚的新妈妈食用。

◆◆◆◆◆

原料
乳鸽 1 只
红枣 5 颗
香菇适量
山药适量
枸杞子适量
料酒适量
盐适量

做法
1. 乳鸽去内脏，处理干净；红枣洗净，去核。
2. 香菇洗净，表面切十字花刀；枸杞子洗净；山药去皮洗净，切块。
3. 将准备好的材料放入砂锅中，加适量水，烹入料酒，大火煮沸，改小火煲 1.5 小时。最后加盐调味。

原料
鸽子 1 只
姜适量
葱适量
盐适量
料酒适量
油适量

做法
1. 鸽子清理干净；葱洗净只取葱白，切段；姜切片。
2. 用盐揉搓鸽子表面，在鸽子腹中加葱白、姜片、料酒，上笼蒸熟后，拣去姜片、葱白。
3. 油锅烧热，放入鸽子，炸至表皮酥脆，捞出装盘即可。

鸽肉四季均可入馔，但以春末夏初时较为肥美。另外，饭前先喝汤，有开胃的作用。

可以准备一些花椒盐，香酥鸽做好后蘸食，味道更好。

驴肉肉质细嫩,美味营养。"天上龙肉,地上驴肉",是人们对驴肉的褒扬。驴肉有补气养血、滋阴壮阳等功效,对体弱劳损、气血不足和心烦者尤其适宜。

补足气血
——驴肉

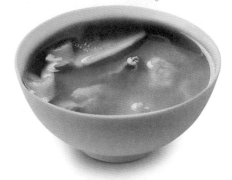

腹泻者应慎食。

驴肉清汤

此汤能补气养血、滋阴壮阳,适合气血亏虚、忧郁心烦的人食用。

◆◆◆◆◆

营养价值

1. 驴肉中氨基酸构成全面,人体必需氨基酸和非必需氨基酸的含量都十分丰富。

2. 驴肉具有"两高两低"的特点:高蛋白、低脂肪;高氨基酸、低胆固醇。

3. 驴肉还含有动物胶、骨胶原等成分,能为体弱者提供良好的营养补充。

原料	做法
驴肉 200 克	1.驴肉洗净,切块,用开水氽一下。
料酒适量	2. 将驴肉、葱段、姜片、蒜片放入砂锅中,加适量清水,大火煮沸,改小火煮至驴肉熟烂。
葱段适量	
姜片适量	
蒜片适量	3.烹入料酒,加适量盐调味即可食用。
盐适量	

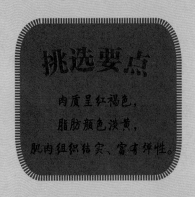

挑选要点

肉质呈红褐色,
脂肪颜色淡黄,
肌肉组织结实、富有弹性。

烹调驴肉时,可配些蒜末、姜末,既能杀菌,又可去腥味。

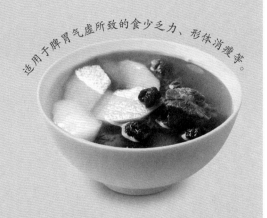

适用于脾胃气虚所致的食少乏力、形体消瘦等。

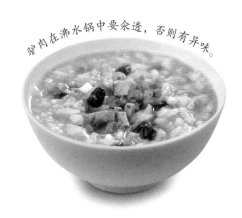

驴肉在沸水锅中要汆透，否则有异味。

山药枸杞驴肉汤

山药可健脾补肺、固肾益精，与枸杞子、
驴肉一起做汤，能益气血、健脾胃。

驴肉粥

此粥能补益心脾、调和气血，适合更年期
综合征、心悸不宁、失眠多梦的女性食用。

◆◆◆◆◆

◆◆◆◆◆

原料

驴肉 250 克
枸杞子 5 克
山药 50 克
桂圆肉 10 克
盐适量
料酒适量

做法

1. 山药去皮，洗净
切块。

2. 将枸杞子、桂圆
肉洗净，与山药块
一起放入炖盅内。

3. 驴肉洗净，切块，
放入沸水中汆一下捞
出，洗净，也放入炖
盅内。大火煮沸，加
入料酒。

4. 小火煲到熟烂，
加适量盐调味即可
食用。

原料

驴肉 150 克
大米 50 克
豆豉 10 克
葱花适量
盐适量

做法

1. 将驴肉洗净，切
丁，放入沸水中汆
熟，捞出；大米淘
洗干净。

2. 大米倒入锅中，
加适量清水，大火
煮开后加入驴肉丁，
转中火熬煮成粥。

3. 加入盐、豆豉、
葱花即可。

驴肉在汆烫时，可提前用清水浸泡 1 小
时，这样可以去除驴肉的腥味。

也可将驴肉切片，用油煸炒后再加入大
米中煮粥。

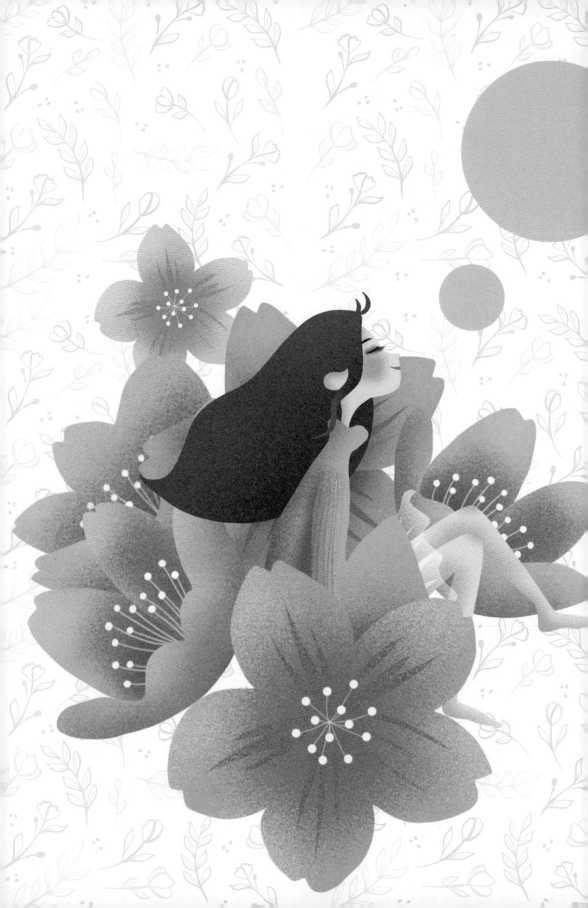

第五章

中医理疗，
祛寒除湿补气血

"女人以血为本。"女人想要拥有姣好的容颜，靓丽的肌肤，乌黑的秀发，让经、带、孕等都正常，都需要气血充沛、运行通畅。除了合理饮食外，也可以用中医理疗的方法来祛除寒湿、补养气血。

背部轻刮痧，积蓄阳气

刮痧补阳，一般选择背部，因为背部本身属阳，又有膀胱经等阳经循行。只要刮痧方法合适，就能激发背部阳气，进而带动一身之阳。背部刮痧可以调节人体阴阳平衡，促进新陈代谢，改善皮肤问题。

刮痧有度，掌握刮痧小技巧

通过刮痧来补阳气，是一种比较简单的方法。但刮痧对方法、技巧的要求比较高，一定要注意刮拭手法和刮痧部位。

背部应先刮后正中线的督脉，再刮两侧的膀胱经。每次刮痧，拉的线条不要太长，刮痧板的角度要小。在刮痧前，要先涂抹刮痧油。

刮痧的力度掌控起来有点困难，太轻效果不明显，太重就不是补阳气，而是泄阳气了。一般来说，如果动作不熟练，还是轻点好。多刮几次，刮到皮肤微微发热即可。皮肤微微发热，其实也是阳气被激发的表现。

刮痧时应保持室内温暖，避风避寒，以免寒邪入侵。如果在刮痧时遇到有经脉气血淤滞的情况，也不要图快，应分次刮拭。

背部有痤疮、皮肤有感染的人，应等皮肤恢复正常后再刮痧。女性孕期、经期不宜刮痧。

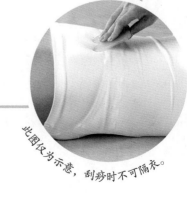

此图仅为示意，刮痧时不可隔衣。

常刮肾经、膀胱经，调和肾阴肾阳

肾的阴阳平衡，关系全身

　　肾是人立身之本。中医学认为，"人始生，先成精"，而肾藏精，所以肾为先天之本。元阴指阴精，元阳指元气。元阴元阳在人的生命活动中，起着决定性作用。人的健康，全赖元阴元阳的相互维系，互相推动。肾阴和肾阳的动态平衡遭到破坏而又不能自行恢复时，就会导致疾病的发生，即形成肾阴虚、肾阳虚，进而导致全身阴虚、阳虚。由此可见，肾的阴阳平衡对人体阴阳的平衡是多么重要。

　　女性一生经历经期、孕期、产期、哺乳期，数伤于血，更容易处于"阴常不足，阳常有余"的状态。肾的阴阳平衡对女性来讲更为重要。

刮痧法，刮拭肾经、膀胱经

　　如何让肾充分发挥自身的调节潜能呢？我们可以通过刮拭肾经、膀胱经来激发这种潜能。刮痧肾经可以有效疏通经络、益气补肾，调节和改善肾虚情况。为什么又要刮拭膀胱经呢？因为膀胱经是太阳经，阳气较旺，同时肾与膀胱相表里，肾经承接膀胱经之气血，两经经气互通、相互影响。通过刮拭膀胱经可增强肾的阳气，调节肾脏功能。刮痧的时间尽量控制在20分钟以内。

　　在刮痧之后，可喝一杯温开水，并对刮痧的部位进行适当保护，尤其注意不要吹冷风。另外，刮痧当天不要洗澡，这是因为刮完痧后皮肤的毛孔都张开了，外邪（主要是湿、寒、风）很容易从张开的毛孔进入体内。刮痧后几天内最好不要吃辛辣刺激性食物。

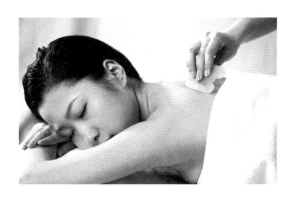

刮痧时间以20分钟内为宜。

阳池穴，改善手脚冰凉

刺激阳池穴，有激发脏腑之气的作用，能改善女性血液循环，进而可以将阳气通达四肢，缓解手脚冰凉的症状。

按摩

取穴： 在腕后区，腕背侧远端横纹上，指伸肌腱的尺侧缘凹陷中。

- - -

方法： 用一只手指尖按压另一只手阳池穴，两手交替按压刺激，每天早晚各 1 次，每次 3~5 分钟。

- - -

功效： 清热通络、通调三焦、益阴增液。

- - -

主治： 腕肘关节疼痛、手脚冰凉等。

刮痧

方法： 用刮痧板刮拭 30 次，以皮肤潮红、微微发热为度。

- - -

功效： 生发阳气、互通表里。

- - -

主治： 目赤肿痛、咽喉疼痛等。

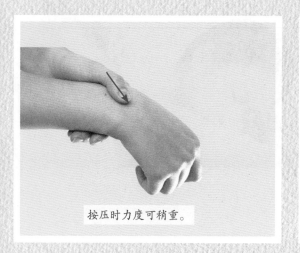

按压时力度可稍重。

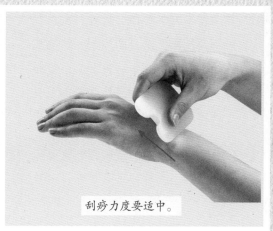

刮痧力度要适中。

手三里穴，赶走胃寒

刺激手三里穴对肠胃功能有很好的调节作用，对此穴位进行刺激，可以补气血。

按摩

取穴：在前臂，肘横纹下 2 寸，阳溪穴与曲池穴连线上。

--·--

方法：用拇指指腹按揉手三里穴，左右各 3~5 分钟，力度由轻到重再到轻，以穴位处有酸胀感为宜。

--·--

功效：清热通络、调理肠道。

--·--

主治：肘臂痛、肩背痛、腹痛等。

艾灸

方法：用艾条温和灸 10~15 分钟，每天 1 次。

--·--

功效：通经活络、清热明目。

--·--

主治：肠鸣泄泻、目痛、头痛、牙痛等。

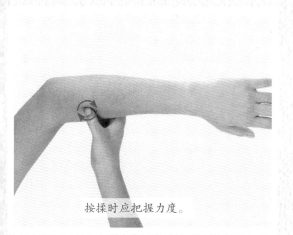

按揉时应把握力度。

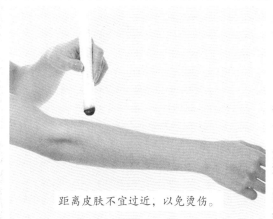

距离皮肤不宜过近，以免烫伤。

少海穴，降火滋阴

少海穴是手少阴心经里的一个重要穴位，主要作用是降火滋阴。

按摩

取穴：在肘前区，横平肘横纹，肱骨内上髁前缘。

- -- -

方法：用拇指按揉或弹拨少海穴。

- -- -

功效：降火滋阴、理气通络、益心安神。

- -- -

主治：耳鸣、前臂麻木、落枕、失眠、健忘等。

艾灸

方法：用艾条温和灸 10~15 分钟，每天 1 次。

- -- -

功效：理气止痛、益心安神。

- -- -

主治：网球肘、心痛等。

- -- -

注意：有高热、呕吐症状者不宜使用艾灸疗法。

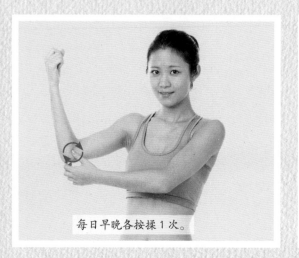

每日早晚各按揉 1 次。

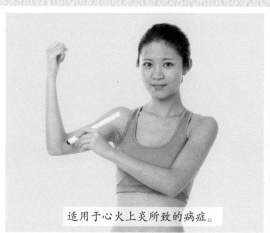

适用于心火上炎所致的病症。

内关穴，安心神

气血不足、雌激素下降，加上工作压力大，容易造成女性心烦意乱。不妨经常按按内关穴，内关穴是心包经上的穴位，可以影响到心藏神的功能。

按摩

取穴：在前臂前区，腕掌侧远端横纹上 2 寸，掌长肌腱与桡侧腕屈肌腱之间。

--

方法：用拇指按揉内关穴 3~5 分钟。

--

功效：宁心安神、理气止痛。

--

主治：心痛、胸闷、呕吐、晕车等。

刮痧

方法：用刮痧板刮拭 3~5 分钟，以耐受为度。

--

功效：养心安神。

--

主治：心悸、失眠、癫狂、热病等。

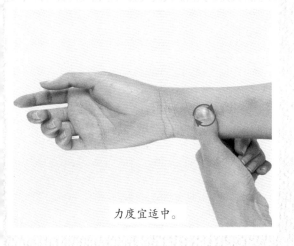

力度宜适中。

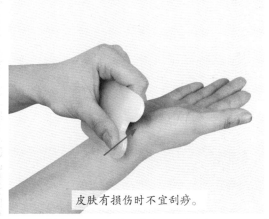

皮肤有损伤时不宜刮痧。

太渊穴，补益肺气

肺气虚多是由于过度劳累、久咳、暑热造成的，或者因脾虚不能将清气上升于肺部，而导致肺气亏少。适当地刺激太渊穴，能有效促使经络中的肺气回归。

按摩

取穴：在腕前区，桡骨茎突与舟状骨之间，拇长展肌腱尺侧凹陷中。

- - -

方法：用拇指或食指按压太渊穴片刻，然后松开，反复 5~10 次。

- - -

功效：宣肺止咳、舒筋活络。

- - -

主治：咳嗽、肺炎、腕关节及周围软组织疾患、手掌麻木等。

艾灸

方法：用艾条温和灸 10~15 分钟，每天 1 次。

- - -

功效：补肺益气、止咳化痰。

- - -

主治：咯血、胸满、乳房刺痛等。

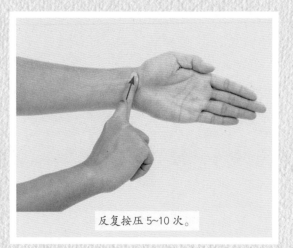

反复按压 5~10 次。

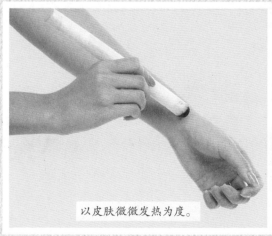

以皮肤微微发热为度。

神阙穴，大补全身气血

神阙穴是人体任脉上的要穴，刺激神阙穴能激发任脉协调气血的功能，
以养子宫、卵巢。

按摩

取穴： 在脐区，脐中央。

--

方法： 每晚睡前将双手搓热，叠放于肚脐，顺时针揉转 2 分钟。

--

功效： 健运脾胃、温阳固脱。

--

主治： 腹痛、脐周痛、四肢冰冷、便秘、小便不利等。

艾灸

方法： 用艾条温和灸 10~15 分钟；或用盐填神阙穴，放艾炷进行艾灸。

--

功效： 温阳益气、补肾健脾。

--

主治： 腹痛、腹泻、水肿等。

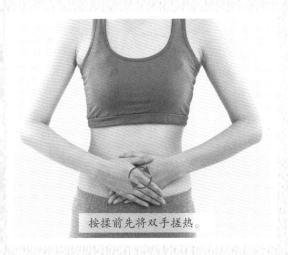

按揉前先将双手搓热。

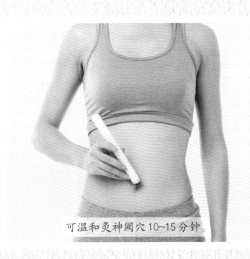

可温和灸神阙穴 10~15 分钟。

关元穴，调节内分泌

如果体内的津液、气血不足，会导致气虚、血虚。这样的女性面色萎黄无华，身体消瘦，没有精神，对什么事情都提不起兴趣。这时不妨经常按摩或艾灸关元穴。

按摩

取穴：在下腹部，脐中下 3 寸，前正中线上。

方法：用拇指指端按揉关元穴 2~3 分钟，可长期坚持按摩。

功效：培肾固本、补中益气。

主治：月经不调、崩漏、带下、不孕、子宫脱垂、闭经等。

艾灸

方法：用艾条温和灸 10~15 分钟，每天 1 次。

功效：培元固本、补益下焦。

主治：月经不调、盆腔炎、子宫脱垂、功能性子宫出血等。

注意：孕妇禁灸关元穴。

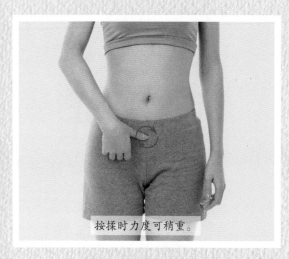

按揉时力度可稍重。

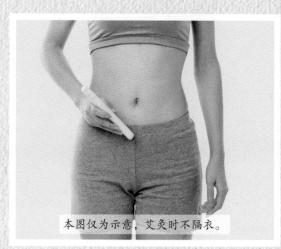

本图仅为示意，艾灸时不隔衣。

归来穴，消除炎症

归来穴位于人体的下腹部，是胃经上的穴位。中医认为，适当刺激归来穴能消除子宫、卵巢、输卵管的炎症，对于痛经也有较好的疗效。

按摩

取穴： 在下腹部，脐中下 4 寸，前正中线旁开 2 寸。

-–-

方法： 用拇指指腹按揉归来穴 3~5 分钟。

-–-

功效： 益气固脱、温经散寒。

-–-

主治： 月经不调、痛经、盆腔炎、闭经、卵巢炎、子宫内膜炎等。

艾灸

方法： 取仰卧位（下图仅为示意），将点燃的艾条置于归来穴上方，距皮肤约 3 厘米，每次灸 10~15 分钟，每天或隔天 1 次。

-–-

功效： 温经散寒、行气活血、祛瘀止痛。

-–-

主治： 痛经、闭经、不孕、白带过多、子宫虚寒、子宫脱垂等。

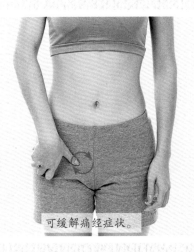

可缓解痛经症状。

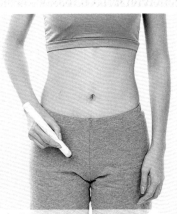

本图仅为示意，艾灸时不隔衣。

子宫穴，活血化瘀

经常按揉或艾灸子宫穴能促进子宫内的气血循环，祛寒暖宫、活血化瘀。
子宫穴是对称的两个穴位，取穴时，肚脐之下 4 寸的地方为中极穴，
中极穴再向两侧旁开 3 寸，即为子宫穴。

按摩

取穴：在下腹部，脐中下 4 寸，前正中线旁开 3 寸。

- - -

方法：用拇指指腹按压同侧子宫穴，稍微用力，缓缓点揉，以有酸胀为度，操作 5 分钟，以腹腔内有热感为佳。

- - -

功效：活血化瘀、理气止痛。

- - -

主治：月经不调、痛经、腰酸腿冷等。

艾灸

方法：用艾条温和灸子宫穴 10~15 分钟，以子宫穴有温热感且无灼痛感为宜，隔天 1 次。

- - -

功效：促进气血通畅，调经理气。

- - -

主治：痛经、月经不调、不孕等。

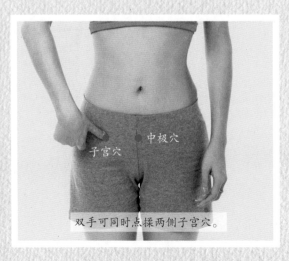

双手可同时点揉两侧子宫穴。

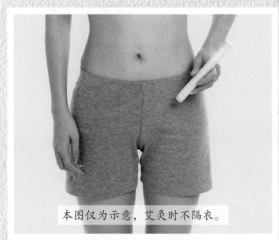

本图仅为示意，艾灸时不隔衣。

命门穴，暖子宫

子宫内有寒气的女性手脚和小腹部经常会冰凉，经血里也常有血块。
宫寒的女性经常按揉或艾灸命门穴，可以起到暖宫的作用。

按摩

取穴：在脊柱区，第2腰椎棘突下凹陷中，后正中线上。

方法：用拇指指腹按揉命门穴5~10分钟，也可用掌根擦命门穴，以感到发热为度。

功效：固本培元、强健腰膝。

主治：赤白带下、月经不调、精力减退等。

艾灸

方法：隔姜灸3~5壮，以皮肤潮红为度，有疼痛感时可将姜片微微提起，缓解疼痛后放下，反复进行，每天1次或隔天1次。

功效：固本培元。

主治：赤白带下、月经不调等。

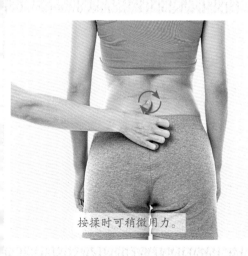

按揉时可稍微用力。

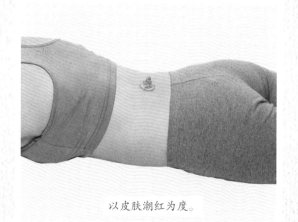

以皮肤潮红为度。

肾俞穴，改善月经不调

女性肾气不足的典型症状为月经不调、腰膝酸软、黑眼圈加重、面色苍白等。
刺激肾俞穴能起到补肾气的效果。

按摩

取穴：在脊柱区，第 2 腰椎棘突下，后正中线旁开 1.5 寸。

- ┈ -

方法：用拇指按揉肾俞穴 3~5 分钟。

- ┈ -

功效：强壮肾气、培补肾元。

- ┈ -

主治：白带异常、月经不调等。

艾灸

方法：用艾条温和灸 10~15 分钟，每天 1 次。

- ┈ -

功效：调补肾气、通利腰脊。

- ┈ -

主治：腰膝酸软、水肿、月经不调等。

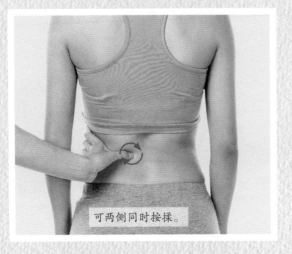

可两侧同时按揉。

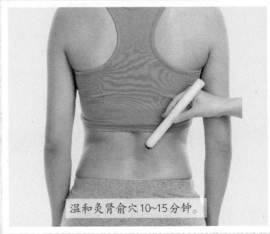

温和灸肾俞穴 10~15 分钟。

八髎穴，防治妇科病

八髎穴包括上髎、次髎、中髎和下髎，左右共8个穴位。中医认为，八髎穴与胞宫相邻，经常对这些穴位进行刺激，能够促进子宫、卵巢、输卵管的气血循环，有助于防治各种妇科疾病。

按摩

取穴： 在骶区，正对第1、2、3、4骶后孔中。

－·－

方法： 用手掌在腰骶部快速上下或左右摩擦按揉，每天1~2次，每次3~5分钟。

－·－

功效： 调节全身的水液，疏通气血。

－·－

主治： 月经不调、小腹胀痛、盆腔炎等。

艾灸

方法： 艾条温和灸八髎穴，每穴5~10分钟，每天1次。

－·－

功效： 调经止痛、补肾。

－·－

主治： 小便不利、痛经、子宫脱垂、不孕、腰骶疼痛等。

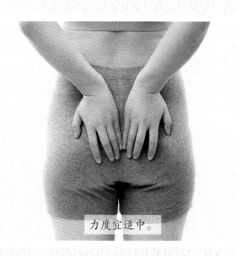

力度宜适中。

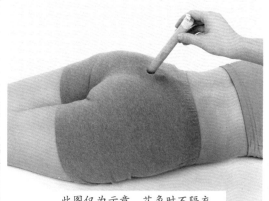

此图仅为示意，艾灸时不隔衣。

阴市穴，阻挡寒湿入侵

刺激阴市穴，有温经通络的功效。此穴位在膝盖附近，容易受到阴寒湿邪的侵袭，刺激此穴对寒湿所导致的疾病有效。

按摩

取穴： 在股前区，髌底上 3 寸，股直肌肌腱外侧缘。

--·--

方法： 用拇指推按阴市穴 1~3 分钟。

--·--

功效： 理气止痛、温经散寒。

--·--

主治： 下肢不遂、膝关节屈伸不利、膝盖冷痛等。

刮痧

方法： 用面刮法刮拭阴市穴，以出痧为度，隔天刮拭 1 次。

--·--

功效： 温经散寒、消肿止痛。

--·--

主治： 腿膝痿痹、膝关节屈伸不利等。

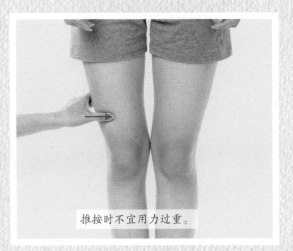

推按时不宜用力过重。

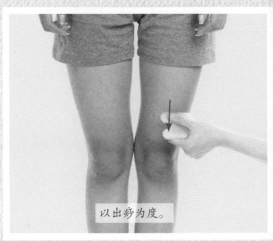

以出痧为度。

血海穴，补血养血，远离妇科病

刺激血海穴能补血活血、健脾化湿、宣通下焦。经常对血海穴进行刺激，有较好的保健养生功效。

按摩

取穴：在股前区，髌底内侧端上2寸，股内侧肌隆起处。

－·－

方法：坐在凳子上，一腿弯屈，用拇指按压或用笔尖按压血海穴，每侧3分钟。要掌握好力道，不宜用力过大，有微微的酸胀感即可。

－·－

功效：调经理血、散风化湿。

－·－

主治：月经不调、痛经等。

艾灸

方法：用艾条温和灸10~15分钟，每天1次。

－·－

功效：调经统血、健脾化湿。

－·－

主治：月经过多或过少、皮肤瘙痒等。

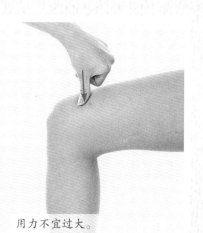

用力不宜过大。

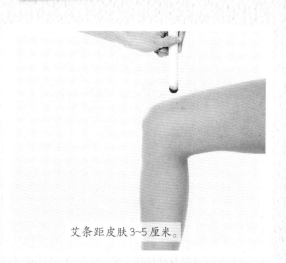

艾条距皮肤3~5厘米。

足三里穴，生化全身气血

足三里穴是足阳明胃经的主要穴位之一，有"长寿穴"之称，一直被历代医家视为保健要穴。刺激足三里有和胃健脾、生化全身气血的功效。

按摩

取穴：位于小腿外侧，犊鼻穴下3寸，犊鼻穴与解溪穴连线上。

方法：用拇指或中指按揉足三里穴5~10分钟，每天1次。

功效：调理脾胃、补中益气、疏风化湿、扶正祛邪。

主治：胃肠虚弱、食欲不振、腹泻、便秘等。

艾灸

方法：用艾条温和灸足三里穴5~10分钟，每天1次。

功效：补益气血、温中散寒。

主治：腹胀、腹痛、脚气、下肢不遂等。

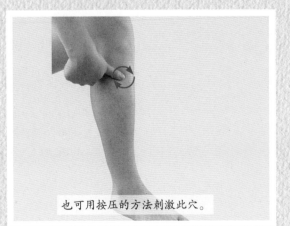
也可用按压的方法刺激此穴。

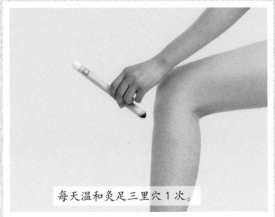
每天温和灸足三里穴1次。

丰隆穴，祛痰化湿促代谢

古人云："痰多宜向丰隆寻。"痰分有形之痰和无形之痰，均由脾胃运化功能失健、水湿内停而成，丰隆穴为足阳明胃经之要穴，能调理脾胃、化湿祛痰。

按摩

取穴：在小腿外侧，外踝尖上 8 寸，胫骨前肌的外缘。

--·--

方法：用拇指指腹按揉丰隆穴 3~5 分钟。丰隆穴处肉厚且硬，按揉时可借助工具，或用食指指节重按。

--·--

功效：化湿祛痰。

--·--

主治：头痛、眩晕、咳嗽、痰多等。

刮痧

方法：用刮痧板刮拭丰隆穴，每次 5~10 分钟，隔天 1 次。

--·--

功效：舒筋活络、清热通腑。

--·--

主治：热病、下肢痿痹等。

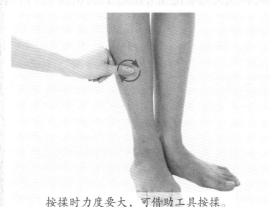

按揉时力度要大，可借助工具按揉。

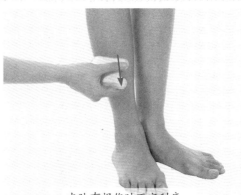

皮肤有损伤时不宜刮痧。

阴陵泉穴，对付痰湿

阴陵泉是脾经的合穴，此穴可健脾除湿。如果体内有痰湿，适当刺激此穴可清热利湿。

按摩

取穴：位于小腿内侧，胫骨内侧髁下缘与胫骨内侧缘间凹陷中。

方法：用手指按揉1~3分钟，左右两侧都要按揉。

功效：清热利湿、健脾理气、益肾调经。

主治：腹痛、腹胀、膝关节炎、失眠等。

艾灸

方法：用艾条温和灸10~15分钟，每天1~2次。

功效：健脾祛湿、理气活血、温中消肿、通经活络。

主治：因气血不足引起的心神不安、失眠健忘等症。

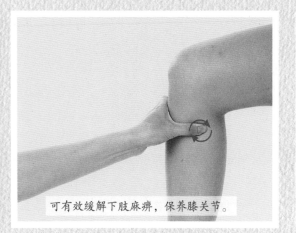

可有效缓解下肢麻痹，保养膝关节。

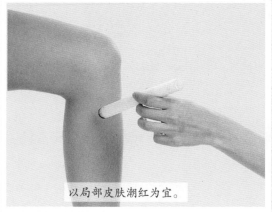

以局部皮肤潮红为宜。

三阴交穴，女性保养之要穴

对女性来说，三阴交穴尤其重要，可以说是女人的"不老穴"。刺激三阴
交穴能保养子宫、卵巢，还能美容养颜，延缓衰老。

按摩

取穴： 在小腿内侧，内踝尖上 3 寸，
胫骨内侧缘后际。

方法： 用拇指按揉三阴交穴 3~5 分钟。

功效： 安神助眠、疏肝理气、养血活血。

主治： 腹痛、泄泻、月经不调等。

艾灸

方法： 用艾条温和灸 5~15 分钟，
每天 1 次。

功效： 益脾补肾、防衰老。

主治： 痛经、疝气、水肿等。

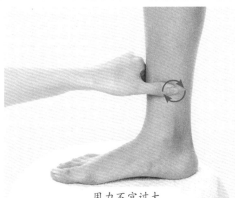

用力不宜过大。

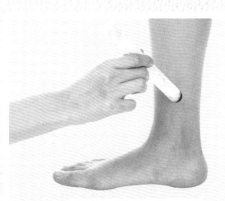

有助于保养子宫和卵巢。

承山穴，除湿排毒

承山穴可理气止痛，舒筋活络。适当刺激承山穴，可改善便秘等症状，
达到除湿排毒的目的。

按摩

取穴：在小腿后区，腓肠肌两肌腹与肌腱交角处。

方法：用拇指按揉或弹拨承山穴 3~5 分钟，以感觉到酸胀微痛为宜，力度可逐渐加重。

功效：舒筋活络、理气止痛。

主治：小腿痛、便秘、腹痛、腰背痛等。

艾灸

方法：用艾条温和灸 5~15 分钟，每天 1 次。

功效：排除湿邪、益气活血、通络散结。

主治：小腿痛、疝气、腰背痛、痔疮等。

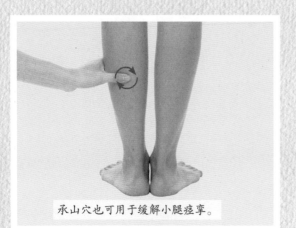

承山穴也可用于缓解小腿痉挛。

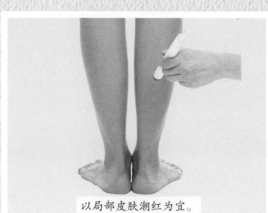

以局部皮肤潮红为宜。

然谷穴，缓解阴虚火旺

对于阴虚火旺，除了常规的治疗方法外，还有一种更方便的方法，
就是按揉然谷穴，可缓解阴虚火旺。

按摩

取穴： 在足内侧，足舟骨粗隆下方，赤白肉际处。

--·--

方法： 用拇指用力按揉然谷穴 5~8 分钟。

--·--

功效： 益气固肾、清热利湿。

--·--

主治： 月经不调、阴痒、小便不利、胸胁胀痛等。

艾灸

方法： 用艾条温和灸 5~15 分钟，每天 1 次。

--·--

功效： 温补脾肾、促进消化、提高食欲。

--·--

主治： 食欲不振、烦躁失眠等。

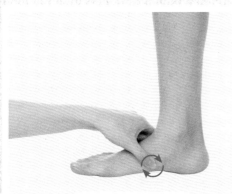

按揉时可稍微用力。

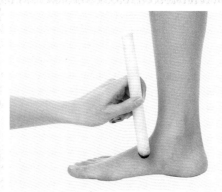

每天艾灸 1 次。

按按手就能补肺气

若是胸闷气短可经常推按手部的肺、支气管反射区，能益气，也能促进气血循环，使肌肤得到气血的充分滋养，红润光滑，还能强健子宫、卵巢的生理功能，增强女性受孕力。

按摩肺、支气管反射区可增强肺部功能。

推按肺、支气管反射区可补气益气、清热解毒。

精准定位：手部肺反射区在双手掌面，横跨第2、第3、第4、第5掌骨，靠近掌指关节的带状区域；手部支气管反射区在双手中指第3近节指骨。

按摩方法：用拇指指腹进行推按，每天1~2次，每次5分钟。

顺经按摩补肺气，逆经按摩清肺热

如果采用经穴按摩，可推揉肺经以开肺气。肺经起于人的中焦，先向下联络大肠，随后向上绕转经膈与肺相接，再从腋下分出，沿着手臂掌外侧，经过肘窝至腕部，从手拇指分出；另一支脉则从腕后分出，并于食指尖与大肠经相接。经络中凡阴经的循行路线，皆是由里至外。故按此方向按摩者为顺为补，与其相反者为逆为泻。

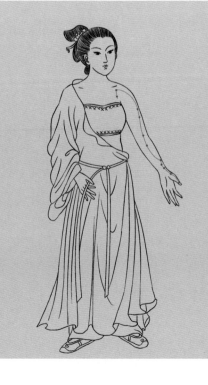

气虚要温补，慎用拔罐

　　气虚属虚证，宜采用温补的方法改善体质。针对穴位，比较适合的方式是艾灸，因为艾条的热气能通过穴位进入人体，温补益气的效果比较好。通常按摩也能达到补气的效果。补气效果较好的穴位，除了前面所讲的足三里穴、太渊穴、三阴交穴外，还有膻中穴、涌泉穴等。

刮痧力度要轻

　　刮痧和拔罐适用于气虚体质吗？对于刮痧，一定要顺经脉循行方向刮拭，在力度上要轻，不要用力过重；刮痧的面积也要小，通常只做单穴的刮拭；以局部皮肤微微温热为宜，最好不要出痧。对于拔罐，气虚的人一定要慎用。

拔罐作用是"泄"，要慎用

　　拔罐的作用是"泄"，拔罐之后，毛孔会张开，人体内的气会随之外泄。气虚的人体内的气原本就虚弱，在这时拔罐可谓是雪上加霜。"气行则血行"，相反地，气越是虚弱，血液的运行越缓慢，越容易造成血淤。

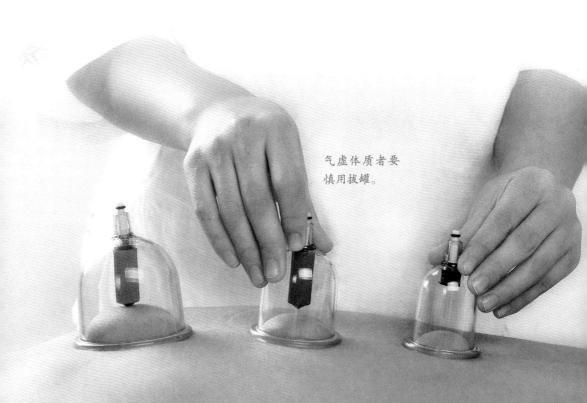

气虚体质者要慎用拔罐。

艾灸腰部、脚部能祛寒

常言道："寒从脚入，湿从腰入。"这是提醒大家要注意脚部和腰部的防寒与保暖。

回旋灸腰部补肾阳

腰位于身体的正中间，围绕在肚脐四周，上有脾胃、下有肾与膀胱，可谓是起着枢纽的作用。无论是脾胃、肾、膀胱哪个器官出现问题，湿邪首先侵犯的必是腰腹。平时养生时可多灸腰腹部位的气海穴、神阙穴、关元穴、肾俞穴、大肠俞穴、膀胱俞穴等，可用艾条回旋灸，每穴 10~15 分钟，有助于健脾补肾、运化水湿。

灸腰部可健脾补肾。

艾灸脚部振奋阳气

从五行上说，心属火，脚离心脏较远，若心脏所输出的能量衰弱，则脚部会成为人身体阳气最弱的地方，外界自然环境中的寒冷因素就容易侵袭人体，从而导致疾病。

所以现代人养生保健，一定要经常用纯阳之艾火，灸脚部的申脉穴、至阴穴、太溪穴、太冲穴、然谷穴、隐白穴，每穴 5~10 分钟，可益气壮阳、散寒通络，振奋体内阳气，使人精气充盈、气血旺盛。

灸脚部可祛寒壮阳。

按摩足部肾反射区、肝反射区，缓解脱发

中医认为，脱发与肝肾精血不足有一定的关系，中医称肾为"先天之本"，是人体生命的动力源泉；肝脏有疏泄、藏血的功能，可疏利全身气机，调畅情志，和顺经络，增强脾胃运化功能，保证人体气血充足，促进各脏腑组织器官生理功能正常发挥。

肾反射区

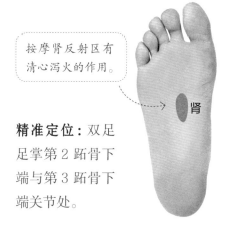
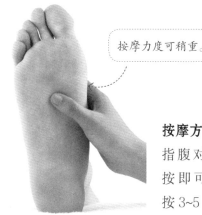

按摩肾反射区有清心泻火的作用。

按摩力度可稍重。

精准定位：双足足掌第 2 跖骨下端与第 3 跖骨下端关节处。

按摩方法：用拇指指腹对其反复推按即可，每次可按 3~5 分钟。

肝反射区

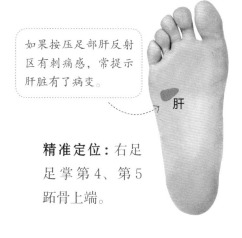

如果按压足部肝反射区有刺痛感，常提示肝脏有了病变。

按压时以局部感到酸痛为宜。

精准定位：右足足掌第 4、第 5 跖骨上端。

按摩方法：用食指关节对其反复按揉即可，每次可按 3~5 分钟。

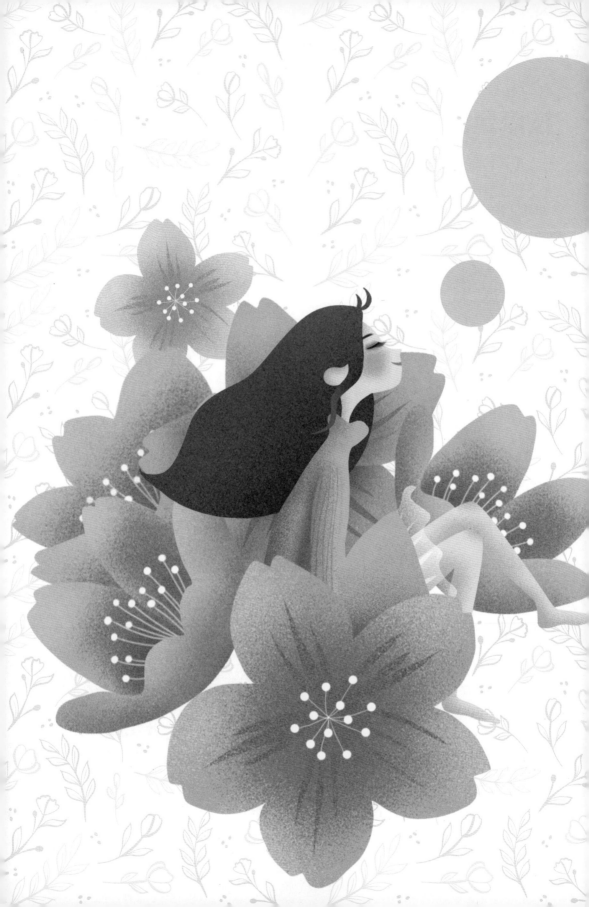

第六章

常见妇科病症，不可不重视

导致妇科疾病的原因有很多，而寒湿是其中的一个重要因素。对女性来说，寒湿是万病之源，所以女性要远离妇科病，关键要祛寒湿。

月经不调

月经不调有 7 种情况

　　作为女性，我们可能常会听到"月经不调"这个词。但是你是不是真的了解月经不调呢？月经不调又分为哪些类型？下面作具体介绍。

月经先期：指月经周期提前 7 天以上，甚至 1 个月来 2 次。

月经后期：指月经周期延后 7 天以上，甚至 40~50 天来 1 次。

月经过多：指月经周期稳定，但排经量异常增多，或行经时间延长，总量也因而增多，并伴有其他症状。

月经过少：指月经周期正常，而经量减少，或行经时间缩短，总量亦少，并伴有其他症状。

月经先后无定期：指月经不按周期来潮，或先或后。

闭经：停经时间超过 3 个月称为闭经。患者出现面色苍白或萎黄、精神疲倦、头晕目眩、心悸少气、虚烦不寐、四肢无力、舌质淡、脉沉细无力的情况。

月经中期出血：又称"经间期出血"，指两次规律正常的月经周期中间出现的出血，是由于雌激素水平短暂下降，使子宫内膜失去激素的支持而导致子宫内膜脱落引起的出血，常见的原因有子宫肌瘤、子宫内膜息肉、子宫内膜异位症等。还有一种情况是功能失调性子宫出血，即内外生殖器无明显器质性病变，而由内分泌调节系统失调所引起的子宫异常出血。这是月经不调中较为常见的一种，常见于青春期及更年期。月经中期出血分为排卵性和无排卵性两类，大多数情况属无排卵性出血。

湿气重会影响月经吗

月经不调，也称"月经失调"，是临床常见的妇科疾病。一般表现为月经周期改变或出血量的异常。月经主要受体内雌激素影响，和是否存在湿气没有很大关系。但是，要注意的是，湿邪易凝聚成痰，阻塞血脉，进而导致月经过少、闭经等现象。如果湿聚化热，热扰血脉也会引起月经间期出血等症状。

湿气虽然和月经本身关系不大，但的确经期中的女性更容易遭受湿气的侵扰。因为经期大量的经血流出，势必会导致暂时性免疫力下降，所以更易受湿气侵袭。

女性经期如何养护

经期女性抵抗力弱，更容易遭受湿邪侵袭，所以，女性在生理期要格外注意。比如不要频繁洗头，洗完头一定要及时吹干，不要吃生冷食物等。经期要防寒避湿，避免淋雨、游泳、喝冷饮等。尤其要防止下半身受凉，注意保暖。

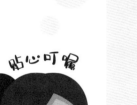

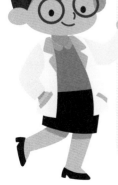

注意自我调理

月经不调的女性除了要寻求医生的帮助外，平日的自我调理也很重要。自我调理的原则在于改善体质，提高身体的抵抗力。在日常生活中，要保证充足的睡眠、均衡的营养，保持愉悦的心情。女性在月经期间本身情绪起伏就比较大，更容易动怒。女性要学会释放压力，保持积极平和的心态，避免负面情绪的侵扰，有助于保持月经正常。

另外，女性日常不要让自己太劳累，要保证充足的睡眠，避免重体力劳动以及剧烈的运动。平时要在 23 点前入睡，才能使肝血得到滋养。

穴位调理月经提前

月经提前，指的是月经提前7天以上来潮，而且并非偶然，至少连续2个周期。寒邪伤阳，可导致阳虚、气虚。气虚则统摄无权，固摄无力，使冲任二脉失去调节和固摄功能，经血运行紊乱，所以会导致月经提前。对于气虚引起的月经提前，补气即可改善。

脾是后天之本，气血生化之源，按摩脾俞穴能增强脾的功能，达到运化水湿、补中益气的目的。脾俞穴是健脾的首选穴位，其次是足三里穴。中医认为，人体气血较多的经络是胃经，而足三里穴是胃经的主要穴位之一，也是人体的保健要穴、大穴，具有调理脾胃、补中益气、通经活络、疏风化湿、扶正祛邪之功能。刺激足三里穴，可以激发气血的生化与运行，使人体气血充足。

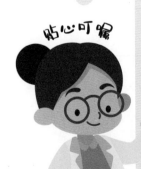

贴心叮嘱

在补气方面，按摩穴位的作用还是很大的。而脾俞穴和足三里穴都是很好的补气穴位。

脾俞穴

脾俞穴位于脊柱区，第11胸椎棘突下，后正中线旁开1.5寸。利用指尖，强力按压背部脾俞穴3次，每次3~5秒钟。

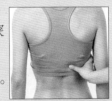

足三里穴

足三里穴在小腿外侧，犊鼻穴下3寸，犊鼻穴与解溪穴连线上。用拇指或中指按压足三里穴，两侧可同时操作。首先，按住穴位几秒后迅速松开，然后再按住缓缓加力，再迅速松开。松开时，手指不离皮肤。依次操作3分钟。

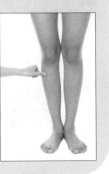

月经过多食疗方

经期出血量一般为 30~80 毫升，如果月经期间出血量明显增加，超过 80 毫升，但又能在月经期（3~8 天）结束时自然停止，这就是月经过多。出现月经过多，可能是由寒邪损耗阳气，引起气虚、气不摄血而导致。月经过多，调养的根本在于补益阳气。肾为气之根，脾为气之源，所以补气重在补脾益肾。除了气虚，血热也是月经过多的重要原因。

人参、山药、莲子、红枣、黄豆、薏米、胡萝卜、香菇、鸡肉、牛肉、乌鸡、黄芪、党参、黑豆等食物具有滋补脾肾的功效，适用于气虚所致的月经过多。由于气虚所致月经过多的女性朋友平日里可以多吃这些食物。此外，下面这几款食谱的补气血效果也是非常好的。

贴心叮嘱

这几道汤气血同补，既能改善气虚状态，又能调理血虚。

黄芪乌鸡汤

乌鸡 1 只，黄芪 15 克，枸杞子 30 克，红枣 4 颗，姜片、盐各适量。所有食材洗净处理好放入砂锅中，大火煮沸后转小火炖 2 小时，加盐调味即可。

当归牛肉汤

牛肉、当归片各 30 克，姜片 10 克，盐适量。牛肉切块，所有食材装入砂锅内加水 500 毫升，大火煮沸后转小火炖 1 小时，加盐调味即可。

玉米须瘦肉汤

玉米须 30 克，瘦肉 100 克，盐适量。将瘦肉切块，与玉米须一起放入陶罐内，加水，上蒸笼加盖清蒸至肉熟，加盐调味即可。

月经推迟，用羊肉汤调理

月经推迟，即月经延迟7天以上来潮。身体虚寒的女性，因为寒邪损阳，阳气的力量被削弱，使子宫受寒，气血虚少，血海不能按时满溢，所以易出现月经推迟的现象。月经推迟一般伴有经血色淡、小腹冷痛、腰酸无力、面色苍白等症状。调养的关键在于温中补虚、行气补血。

当归生姜羊肉汤是《金匮要略》中记载的方剂，用于治疗血虚腹痛、产后头晕目眩、四肢发冷等症。当归行气活血，生姜、羊肉温中散寒，还可以加黄芪、党参，能够补中益气。红枣补脾益气、养血补血，搭配食用，能有效改善子宫虚寒、气血不足的状况。除了当归生姜羊肉汤外，下列药膳也能温经散寒、补血调经，适于血虚有寒、月经推迟者食用。

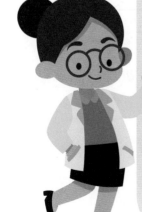

贴心叮嘱

桂圆肉鸡蛋汤

鲜桂圆肉50克，若是干品则25克，鸡蛋2个，红糖适量。桂圆肉洗干净，放入锅内小火炖煮30分钟，再倒入蛋液和红糖，搅拌均匀，煮沸即可。

益母草当归煲鸡蛋

当归30克，益母草50克，鸡蛋1~2个，红枣适量。当归和益母草清洗干净，与鸡蛋一起，用大火煮到水沸腾之后再用小火熬30分钟，蛋捞出来剥壳之后，再跟红枣一起放入锅里用小火熬20分钟。去药渣，即可食用。

- -

除了本文所说的一些饮食调理外，日常生活中也需要养成健康的生活方式，千万不能过度饮酒或者过多食用一些生冷的食物。

月经过少，穴位来补

月经过少，指的是月经周期基本正常，但经量明显减少，甚至点滴即净；或经期缩短不足两天，经量亦少者，均称为月经过少。月经量少如不及时调理，会引发更严重的妇科问题。中医认为血的生成和调节与心、肝、脾、肾等脏腑关系密切。针对月经量少，需调和气血、疏肝理气、活血化瘀，使气血顺畅、充足，进而从根本上解决这一问题。

脏腑功能充分发挥，则气旺血足，所以治疗血虚最重要的还是调理腑脏，做到生血调血、引血归经。女性在经期受寒冷刺激，会使盆腔内的血管过分收缩，就会导致月经量少，甚至闭经。所以除了生血调血外，还要做好保暖。

月经是女性健康的"晴雨表"，月经不调有可能是身体某个环节出现问题的征兆。当月经出现异常，并伴有其他症状时，一定要引起重视，尽快就医。下面几个穴位可以辅助治疗月经过少。

血海穴

血海穴在股前区，髌底内侧端上2寸，股内侧肌隆起处。具体按摩方法为每天用拇指按压3~5分钟。

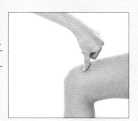

三阴交穴

三阴交穴在小腿内侧，内踝尖上3寸，胫骨内侧缘后际。每天睡觉前坚持按揉三阴交穴 5~10分钟，以皮肤潮红为度。

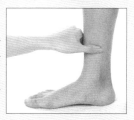

膈俞穴

膈俞穴在脊柱区，第7胸椎棘突下，后正中线旁开1.5寸。用拇指指端按揉穴位，每次2分钟，每天1~2次。

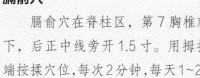

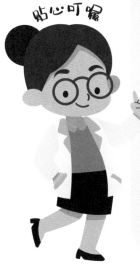

贴心叮嘱

痛经

寒湿凝滞型痛经很常见

　　从中医的角度看，痛经大致分为五种证型，分别是气滞血淤型、寒湿凝滞型、湿热淤阻型、气血虚弱型、肝肾亏损型。其中以寒湿凝滞型较为多见。那么，寒湿凝滞型痛经的症状是什么？

　　寒湿凝滞型痛经症见经前数日或经期小腹冷痛，得热痛减，按之痛甚；经量少，色不鲜或夹黑色瘀块，质稀。还可见畏寒肢冷、胃脘痛、恶心呕吐、白带多、舌苔白腻、脉沉紧等症状。

生活注意事项

　　忌食冷饮。寒湿凝滞型痛经是由于受到寒气、湿气的入侵所致，比如日常生活、工作的环境潮湿、阴冷，或者忽冷忽热，造成寒气凝下，湿气不能顺畅排泄，形成血淤。因此，寒湿凝滞型痛经女性尤其要注意忌食冷饮，在经期或经期前后，宜多饮温开水，不应恣食冷饮。如果在月经来潮时进食大量冷饮，会减少月经量，缩短周期，还会使下腹疼痛加重。

　　切勿贪凉。夏季出汗较多，毛孔开放，易受风寒之邪的侵袭，有痛经病史的女性在树荫下、凉台上、过道里乘凉的时间不宜太长；吹电风扇的时间也不宜过长；空调的温度不要调得过低；沐浴后要把身上的水擦干，尤其在行经之际，尽量避免受寒。中医认为血得寒则凝，寒冷使血管收缩、血液凝滞，经血形成或排出受阻，不通则痛，引发痛经。

区分气滞血淤型和寒湿凝滞型痛经

气滞血淤型痛经，是由于情志不畅，爱生气又得不到释放，引起肝气郁结、气机不畅，持续一段时间后就会造成血淤阻滞，引起小腹疼痛。症状表现为月经前心烦、胸闷，为小事而大发脾气，伴有乳房及胸胁部胀痛。

寒湿凝滞型痛经，症状表现为遇冷、潮湿就会加重，小腹喜温，得暖痛减，经色淡、血量少，伴有腰酸腿软、手足欠温、小便清长等。

两种证型初期可以分清，如果时间较长，可能会相互转化，或者有合并的情况。

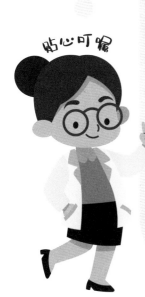

贴心叮嘱

服用维生素

B族维生素能够稳定情绪，帮助睡眠，使人精力充沛，并能减轻腹部疼痛，可有效缓解经前紧张综合征。痛经女性可以尝试。

痛经茶

由香附、乌药、延胡索各10克，肉桂3克组成。凡因外受寒湿、气血不足或情志不畅等因素，引起月经前或行经时小腹隐痛、时感胀满，或时感小腹阴冷，待热则舒者，可取上药研碎成末，以沸水冲泡代茶饮，每日2剂，连服3~5天。本茶方温经、理气、止痛作用较强。

益母膏

经前后腹痛，均可用益母草1千克混合红糖煎成膏，于行经前3天起每次吃1匙，每日2次，早晚空腹吃。

此外，还可用玫瑰花、山楂泡水喝，对于气滞血淤引起的痛经有较好的改善作用。

艾灸治痛经

　　痛经看似寻常，却十分折磨人，严重的时候甚至需要吃止痛药来治疗，但是吃药只能治标，不能治本，而采用艾灸的方法可以有效缓解并治疗痛经。中医认为，痛经多为肝郁不舒，气滞血淤，或寒凝经脉，气血不畅所致，宜活血化瘀，温经止痛。

　　灸疗是中医传统的疗法之一，《本草纲目》中记载："艾叶苦辛，生温熟热、纯阳之性、能回垂绝之元阳，通十二经、走三阴……以之灸火，能透诸经，而除百病。"艾灸疗法具有温经通络、祛湿逐寒、消肿散结等作用。

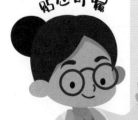

贴心叮嘱

　　艾灸操作简单，且比较安全，是很多人会选用的方式，但是艾灸也有注意事项。①艾灸不可离皮肤太近，否则易烫伤。②刚吃完饭或空腹不宜灸脐，温灸后要多喝温开水，绝对不可喝冷水或冰水。③脉搏每分钟90次以上者禁灸。④过饥、过饱、酒醉者禁灸。⑤孕妇禁灸。

隔姜灸

　　将生姜切片，放置于肚脐（神阙穴）、关元穴处。取艾绒如蚕豆或枣核大小，放在姜片上，点燃艾绒施灸。每穴灸3~5壮，自经前3天开始，每日1次，至月经来潮、疼痛消失为止。

隔药灸

　　取红花、蒲黄、川芎、延胡索各等量研为细末，加黄酒适量制成药饼，放置于肚脐（神阙穴）、关元穴处。取艾绒如蚕豆或枣核大小，放在药饼上，点燃艾绒施灸。每穴灸3~5壮。

这样吃，缓解痛经

　　了解缓解痛经的饮食方法，可以帮助女性安然度过经期。那么，经期吃什么可以缓解痛经呢？首先，要注意忌口，行经前及经期尽量不吃生冷和辛辣刺激性食物，如冰激凌、辣椒等；少吃过甜或过咸的食物，以免加重经期不适。

　　其次，女性平时应多吃蔬菜、水果、鸡肉、鱼肉，并尽量少食多餐。另外，女人月经期间，应补充一些有利于"经水之行"的食品，如苹果、羊肉、鸡肉、红糖、红枣、牛奶、益母草、当归、桂圆等食物。

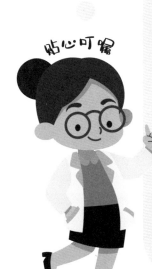

贴心叮嘱

维生素E

　　痛经的女性在平时生活中应该适量吃些富含维生素E的食物，可以起到舒缓痛经的作用。维生素E又名生育酚，适量地补充维生素可帮助女性有效地维持生殖器官正常功能。而在月经期间补充维生素E还可以起到放松肌肉的功效，从而更好地达到缓解痛经的作用。

红糖姜水

　　红糖姜水在月经期可以起到疏经活血的作用，对于气滞血淤引起的痛经有一定的帮助。

香蕉

　　香蕉含有丰富的维生素。维生素有助于稳定人的情绪、促进睡眠，在一定程度上可以缓解痛经。

子宫肌瘤

子宫肌瘤是女性生殖器官中较为常见的一种良性肿瘤，又称为"纤维肌瘤""子宫纤维瘤"。

有关子宫肌瘤的病因迄今仍不是十分清楚，可能涉及正常肌层的细胞突变、性激素及局部生长因子间较为复杂的作用等。

相关的临床观察和实验结果显示，子宫肌瘤是一种激素依赖性的肿瘤。

雌激素是促使子宫肌瘤生长的主要因素。有研究表明，生长激素（GH）与子宫肌瘤的生长也有关系，生长激素能够协同雌激素促进有丝分裂而导致肌瘤生长，并推测人胎盘催乳素（HPL）也能协同雌激素促进有丝分裂。有学者认为，妊娠期子宫肌瘤生长加速除了和妊娠期高激素环境有关外，可能与人胎盘催乳素也有一定的关系。

长期性生活失调而引起盆腔慢性充血也可能诱发子宫肌瘤。

中医认为，子宫肌瘤与寒凝胞宫、气滞血淤、痰湿淤阻、温热夹瘀以及阴虚内热有关。

子宫肌瘤的症状

多数的子宫肌瘤患者并无症状，一般是在盆腔检查或者超声检查时被发现。如果患者有症状，可能和肌瘤生长部位、速度、有无变性以及是否有并发症有关。临床上常见的症状为子宫出血。这也是子宫肌瘤的主要症状。

子宫出血以周期性出血为多，包括月经量增多、经期延长或周期缩短，也可能为不具有月经周期性的不规则阴道流血。子宫出血以黏膜下肌瘤以及肌壁间肌瘤比较多，浆膜下肌瘤很少引起子宫异常出血。

其他常见症状有以下几种

腹部包块。子宫肌瘤呈生长状态，当子宫肌瘤增长致使子宫增大超过怀孕 3 个月时子宫大小或者为子宫底部的较大浆膜下肌瘤时，常能在腹部触摸到包块（清晨小便前膀胱充盈，此时更明显）。包块呈实性，可活动，无压痛。逐渐增大的肌瘤会压迫周边器官，若贴近膀胱，患者可感到尿频、尿急，等等。根据肌瘤的位置及大小，会影响周边器官的健康情况，严重者会引起相关疾病。

白带增多。子宫肌瘤导致子宫腔增大，子宫内膜腺体增多，盆腔充血，会使白带增多。当子宫或宫颈黏膜下肌瘤发生溃疡、感染、坏死等情况时，会产生血性或脓性白带。

疼痛。子宫肌瘤一般不会引起疼痛，这也是其不易被及时发现的原因之一。但也有患者反映有下腹坠胀感、腰背酸痛。当浆膜下肌瘤发生蒂扭转，或者子宫肌瘤发生变性时，会产生急性腹痛。

不孕或流产。有些子宫肌瘤患者伴有不孕或易发生流产的症状，对受孕及妊娠的影响可能与肌瘤的生长部位、大小以及肌瘤数目有关。巨大的子宫肌瘤可能会导致子宫腔发生变形，从而妨碍孕囊着床以及胚胎生长发育。子宫肌瘤患者发生自然流产的概率比正常人要高。

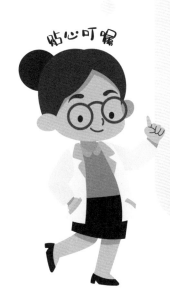

贴心叮嘱

子宫肌瘤是常见的良性妇科肿瘤，平时生活中有许多需要注意的问题，那么到底要注意些什么呢？首先，要养成良好的生活习惯。该吃饭的时候吃饭，该睡觉的时候睡觉，该锻炼的时候锻炼，不吸烟、不饮酒；合理安排作息时间，早睡早起，不熬夜。其次，平心静气，不要给自己太多的压力。压力太大、过度忧虑、长期抑郁不安都是子宫肌瘤的诱因。最后，饮食应该以清淡为主，多吃瘦肉、鹌鹑蛋、鲫鱼、鸡蛋以及冬瓜、黄瓜、海带、紫菜、豆腐、水果等。

子宫肌瘤需要做哪些检查

- **超声检查**。为目前常用的辅助诊断方法。超声诊断子宫肌瘤的符合率高达90%以上。它可显示子宫大小、形状，肌瘤数目、部位、大小及肌瘤内部是否均匀或者有无液化、囊变等，也能显示肌瘤与子宫内膜以及相邻脏器的关系。超声检查有助于诊断子宫肌瘤，为区别肌瘤变性与否提供参考意见，还有助于与卵巢肿瘤或其他盆腔肿块相鉴别。

- **诊断性刮宫**。是取子宫内膜做病理检查，以明确诊断。用宫腔探针探测子宫腔大小及方向，感受宫腔的形态，了解宫腔内有无肿块以及肿块所在部位。对于子宫异常出血的患者常需要鉴别子宫内膜是否病变，诊断性刮宫具有重要价值。

- **宫腔镜检查**。在宫腔镜下可直接观察宫腔形态、有无赘生物、有无病变，有助于黏膜下肌瘤的诊断。通常用于不孕症患者的检查。

- **腹腔镜检查**。当子宫肌瘤须与卵巢肿瘤或其他盆腔肿块鉴别时，尤其是查到盆腔部分有增厚、粘连、结节以及肿块无法确诊时，或者内外生殖器畸形通过其他检查无法确诊时，可进行腹腔镜检查。可以直接观察子宫大小、形态、肿瘤生长的部位，并初步判断其性质。

- **磁共振检查**。一般情况下是无须磁共振检查的，如果需要鉴别诊断是子宫肌瘤还是子宫肉瘤，磁共振则有一定作用。在腹腔镜手术前，做磁共振检查也可以帮助临床医生在术前和术中了解肌瘤的位置，减少残留。

子宫肌瘤患者必须知道的事

子宫肌瘤大多是良性的。作为一种妇科常见肿瘤，子宫肌瘤又有"妇科第一瘤"之称，一般不会恶变而危及患者生命。

小肌瘤不会引起明显症状。一般情况下，当子宫肌瘤引起患者身体不适症状的时候，如月经异常、腹痛、不孕等，需要进行治疗。小肌瘤不建议手术，因手术伤害大于小肌瘤对子宫的伤害。

手术伤害大于小肌瘤本身。利用手术治疗小肌瘤，手术过程中会对子宫造成伤害，现在常见的子宫腺肌症，多数就是由不当宫腔操作造成的。不当的手术操作还有引起腹腔粘连的可能。可以说，子宫小肌瘤的手术治疗，对患者身体造成的损伤，有可能远远大于肌瘤本身。

子宫肌瘤患者忌吃的食物

首先，激素含量高的食物是不能吃的，比如蜂王浆等。这些食物对子宫肌瘤有促进生长的作用，所以一定不要为了滋补身体就去买这些食物来吃，否则会起到反作用。其次，刺激性比较强的食物也不建议长期食用，比如辣椒、生葱等。

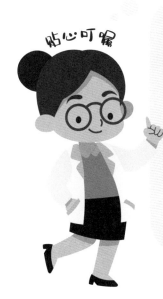

贴心叮嘱

哪些人更容易得子宫肌瘤

哪些人更容易得子宫肌瘤呢？首先，是容易抑郁的女性。气血不畅是子宫肌瘤的发病诱因之一。抑郁、精神压力比较大的女性容易引起气血不畅，更加容易患上子宫肌瘤。其次是比较肥胖的女性。子宫肌瘤的发生与体内雌激素的分泌有关。越是肥胖的人，越容易在体内产生雌激素，因此，肥胖的女性比较容易患上子宫肌瘤。

子宫内膜异位症

　　子宫内膜异位症的症状与体征因异位内膜部位的不同而不同，并与患者的月经周期有一定关系。

子宫内膜异位症的症状

·**痛经**。为一常见而突出的症状，多为继发性，即自发生内膜异位后会发生痛经。常有患者诉说以往月经来潮时并无疼痛，而从某一个时期开始出现痛经，可发生在月经前、月经时及月经后；部分女性痛经较重难忍，需要卧床休息或用药物止痛，且疼痛常随着月经周期而加重。如内在性子宫内膜异位症，可促使子宫肌肉挛缩，导致痛经严重。临床上亦有子宫内膜异位显著，但无痛经者。故疼痛程度往往不能反映出疾病程度。

·**月经过多**。子宫内膜异位至子宫肌层而诱发子宫腺肌症的患者，月经量往往增多，经期延长，甚则引发贫血。

·**不孕**。子宫内膜异位症患者常伴有不孕。

·**性交疼痛**。发生于子宫直肠窝、阴道直肠隔的子宫内膜异位症，使周围组织肿胀而影响性生活，造成性交疼痛。

·**膀胱症状**。多见于子宫内膜异位至膀胱者，有周期性尿频、尿痛症状。

· **周期性膀胱刺激症状。**当子宫内膜异位症病变累及膀胱腹膜反褶或侵犯膀胱肌层时，会同时出现经期尿急、尿频等症状。若病变侵犯膀胱黏膜（膀胱子宫内膜异位症）则会出现周期性血尿和疼痛。

· **周期性下腹不适。**发病率高于痛经，无痛经的子宫内膜异位症患者常存在本症状。常见于轻症患者，或某些病变虽较重但由于痛阈的个性差异或其他原因，不出现痛经症状而仅有经期腰酸、下腹坠胀不适感的患者。

· **经期或行经前后的急腹症。**一般为卵巢子宫内膜囊肿所致，多数患者会因卵巢囊肿扭转或宫外孕而急诊手术。若不进行手术而好转时，盆腔粘连加重，今后可能会因为反复破裂导致急腹症。

卵巢子宫内膜异位囊肿破裂时，囊肿内的血液流入腹腔可引起突发性剧烈腹痛，伴恶心、呕吐和肛门坠胀。多发生在经期前后或经期，症状类似于输卵管妊娠破裂。子宫内膜异位症患者流产率也较高，必须引起重视。

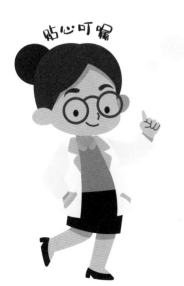

贴心叮嘱

经期不要太过劳累，注意休息。合理搭配膳食，注重均衡营养。另外，还要注意个人卫生，尤其是白带过多或者月经期的时候，要每天清洗外阴，保持清洁。最好不穿不透气或者太紧的内裤，否则容易滋生细菌。注意保暖，不要贪凉，避免剧烈运动。

子宫内膜异位症的饮食原则

如果得了子宫内膜异位症，可以进行饮食调理。

子宫内膜异位症患者不能吃油腻、辛辣的食物。具体来说，就是油煎油炸的食物应少食，烧烤食物、含糖量高的食物以及辛辣食物都不宜吃。另外还需要注意，少食生冷凉性的食物。

子宫内膜异位症患者应当吃一些补虚益气的食物。有些食物具有补气血功效，如桂圆、山药、猪肝等；有些食物具有养血滋阴的效果，如牛肉、莲藕等。若食欲不振，可以吃一点乌梅或服用少量姜汁。

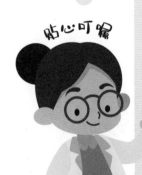

贴心叮嘱

虽然说子宫内膜异位症患者不能吃辛辣刺激性的食物，但有些时候也不绝对。比如说，花椒、胡椒、茴香、芥末等食物具有散瘀缓痛的作用，可以适当吃，但不可过量。下面两道食谱适合患有子宫内膜异位症的女性常食。

清炒时蔬

莲藕100克，山药、荷兰豆、胡萝卜、水发木耳各50克，盐2克，葱、姜各适量。清洗好所有食材放入锅中焯水1分钟。油锅中放油，爆香葱、姜，下食材快速翻炒，勾薄芡，加入盐调味即可。

桂圆红枣粥

桂圆肉30克，红枣5颗，大米50克。将桂圆肉、红枣清洗干净。锅中加水，大火烧开，放入桂圆肉、红枣和大米，改小火煮30分钟，至大米熟烂即可。

活血化瘀对调理子宫内膜异位症很重要

子宫内膜异位症给女性朋友的身心带来很大的负面影响。现代医学一般采用激素疗法或手术治疗。但是，激素疗法副作用较大，手术疗法对生育年龄的女性来说，很难接受。因此，部分女性会选择中医疗法，事实上中医在这方面也的确有其独特的治法。不过，活血化瘀对于气滞血淤者疗效较好，而寒凝血淤或肾虚血淤者，又当配合温中祛寒或滋补肝肾的手段才能奏效。

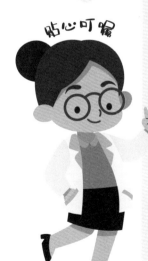

贴心叮嘱

《本草正文》中道："玫瑰花，香气最浓，清而不浊，和而不猛，柔肝醒胃，流气活血，宣通室滞而绝无辛温刚燥之弊。"玫瑰花有很好的理气活血作用，对此病有一定的缓解作用。

菊花玫瑰桂圆茶

桂圆20克，玫瑰花、菊花各5克。桂圆去壳取肉，放入锅中煮8分钟，放入玫瑰花、菊花，小火再煮10~15分钟，稍凉即可饮用。

薄荷玫瑰花茶

薄荷叶3克，玫瑰花6克，蜂蜜适量。玫瑰花以热水直接冲泡，再加入新鲜薄荷叶，待水稍温调入蜂蜜即可。

卵巢囊肿

卵巢囊肿是一种发病率比较高的妇科病，根据卵巢囊肿的形成是否与月经周期有关，分为功能性囊肿和非功能性囊肿两大类。大部分的卵巢囊肿是由月经周期造成的，我们称之为功能性卵巢囊肿。功能性卵巢囊肿也称为生理性囊肿、卵巢瘤样病变，通常不会损害健康，且很少引起疼痛，往往在2~3个月经周期内自行消失。而非功能性卵巢囊肿比较少见。

卵巢囊肿的病因

卵巢囊肿多发生于排卵周期的育龄女性，功能性卵巢囊肿表现为异常量的液体聚集在滤泡内或黄体内，形成滤泡囊肿或黄体囊肿。这种卵巢囊肿有时会很大，且不管用药与否，通常会在3个月内自行消失。但也应到医院进行检查，让医生作出准确的诊断，才更安全。

功能性卵巢囊肿的症状多表现为小腹疼痛和小腹不适，还会出现白带增多、白带异味、白带色黄、月经不调等症状，而且通常小腹内会有一个坚实而无痛的肿块，有时候夫妻生活时会发生疼痛。当囊肿影响到激素的产生时，可能会出现诸如阴道不规则的出血或者体毛增多等症状。如果囊肿发生了扭转，则会有严重的腹痛、腹胀、呼吸困难、食欲降低、恶心以及发热等症状。较大的囊肿还会对膀胱附近造成压迫，从而引起尿频和排尿困难等症状。

功能性卵巢囊肿是在某些情况下，诱发排卵的黄体生成素分泌不足，导致卵巢排卵功能受影响而出现卵泡黄素化，从而形成黄素化囊肿。非功能性卵巢囊肿与长期的饮食结构不健康、生活习惯不好、心理压力过大等有关。

卵巢囊肿的高发人群

青春期女性：青春期女性卵巢内分泌功能还未发育成熟，容易卵泡黄素化，形成黄素化囊肿。

有家族遗传病史的女性：如果家里的母亲、姐妹患有卵巢囊肿，自身患卵巢囊肿的概率就相对高一些。

在城市生活的女性：压力大、生活方式不健康、空气环境不佳、滥用化妆品等因素都可能导致卵巢囊肿。

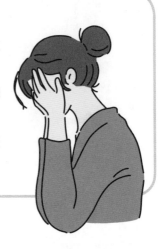

卵巢囊肿破裂的症状

- **压迫症状。**巨大的卵巢囊肿可因压迫横膈膜而引起呼吸困难及心悸，卵巢囊肿合并大量腹水者也可引起此种症状。由于盆腹腔脏器受压，还会发生排尿困难、尿潴留、便急或大便不畅等现象。
- **休克症状。**内出血严重者可导致休克。
- **腹部增大、腹围增粗。**患者觉察自己的衬衫或腰带显得紧小，方才注意到腹部增大，或在晨间偶尔按腹部而发现腹内有肿物。

- **月经疾病。**一般无月经不规律病史或闭经史，大多在月经中期或月经前发病。
- **腹痛。**如无并发症，很少有疼痛感。当感觉腹痛，特别突然发生者，多系瘤蒂发生扭转，偶为肿瘤破裂、出血或感染所致。
- **卵巢有出血裂口。**手术时可探查到腹腔内有血液，卵巢增大，并可发现卵巢有正在出血的裂口。
- **下腹不适。**下腹不适感为患者未触及下腹肿块前的初期症状，表现有下腹部肿胀、下坠感。

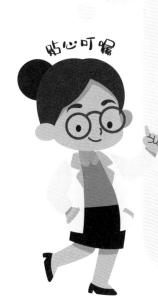

贴心叮嘱

卵巢囊肿影响生育吗

　　卵巢囊肿发病机制至今尚不明确。目前普遍认为，其发病可能与盆腔炎反复发作、环境、内分泌、遗传等多种因素有关。研究发现，卵巢囊肿患者治疗前雌二醇水平多高于正常参考值，但是否说明其发病与雌激素水平升高有关、卵巢囊肿是否具有激素依赖性，还有待进一步研究。卵巢肿瘤与妊娠同时存在的情况并不多，之所以受到重视，是因为处理起来比较难以决断，关乎母亲和孩子两方。妊娠合并卵巢良性肿瘤以成熟囊性畸胎瘤及浆液性（或黏液性）囊腺瘤为多见。

活血化瘀方

中医认为，卵巢囊肿的发生主要由于脏腑虚弱，气血劳损，七情太过，风冷寒湿内侵，经产血瘀阻滞，致肾阳不振，寒凝气滞，阴液散布失司，痰饮夹瘀，或痰饮夹气滞内留，或痹而着，阳气日衰，阴凝不化，日益增大。所以，中医治疗卵巢囊肿时，从病根入手，对机体的气血、经络、脏腑功能进行全面调理，以达气血、经络之通畅，阴阳之平衡，使正气内存，邪不可干。

卵巢囊肿患者忌吃葱、蒜、桂皮等刺激性食物；忌烟、酒；忌羊肉、韭菜、胡椒等温热食物；忌肥腻、油煎食物等。

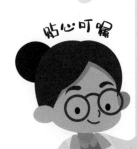

贴心叮嘱

卵巢囊肿患者饮食宜清淡，适宜多食牛奶、菠菜、山药、香菇、瘦肉、鸡蛋、鲫鱼、苹果、鸭梨、红枣、花生、黑米等。饮食应富含足够的营养，不要偏食。

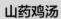

山楂红糖木耳汤

山楂 100 克，泡发木耳 50 克，红糖 30 克。山楂加水煎至 500 毫升去渣，加入泡发的木耳，小火煨烂，加入红糖即可。每天服 2~3 次，5 天服完，可连服 2~3 周。

山药鸡汤

净母鸡 1 只，山药片 40 克，核桃仁 30 克，黄酒 50 毫升，盐适量。母鸡处理好，汆水洗净。锅中加水，放入母鸡、山药片、核桃仁，倒入黄酒，大火煮开，转小火炖约 1.5 小时，加盐调味即可。

软坚散结方

气血是机体的物质基础，脏腑是气血生化之源，分管血的生成、统摄与运行，调节血和气的平衡作用。气是血液的原动力，就女性而言，血是月经的物质基础。如果脏腑功能失调，气血流通就会受到影响，进而影响肝脏功能，则可导致各种妇科病的发生，如卵巢囊肿。中医中药治疗卵巢囊肿，是从整体入手，疏肝理气，活血化瘀，软坚散结，全面调节内分泌，使气血流畅。

三七、乳鸽补气活血，化瘀散结，适用于子宫肌瘤、卵巢囊肿等病症。因此，患有卵巢囊肿的女性可以常食。

三七乳鸽汤

将乳鸽 1 只宰杀后去毛及内脏，洗净，放入锅中，加入洗净的三七 2 克，姜、盐、水适量，先用大火烧沸，再用小火炖熟即可。

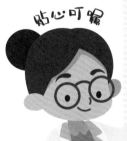

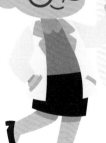

贴心叮嘱

下列方中三棱、桃仁、赤芍可理气行滞、活血祛瘀；海藻、夏枯草、白芥子能消痰软坚、散结消肿；南星、薏米可化湿祛痰。以上诸药配伍，能使痰湿化、气血通、囊肿消。

消囊汤

海藻、赤芍各 12 克，白芥子、三棱、桃仁各 10 克，薏米、夏枯草各 20 克，南星 6 克。共入水煎服。

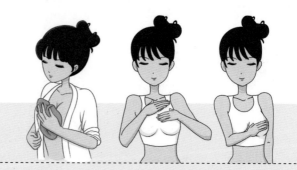

乳腺增生

乳腺增生是指乳腺上皮和纤维组织增生、乳腺组织导管和乳小叶在结构上的退行性病变及进行性结缔组织的生长。其发病原因主要是内分泌激素失调。乳腺增生是女性较常见的乳房疾病，其发病率占乳腺疾病的首位。近年来，该病发病率呈逐年上升的趋势，据调查，有70%~80%的女性都有不同程度的乳腺增生，以25~45岁的女性居多。

乳腺增生的病因及症状

乳腺在内分泌激素，特别是在雌激素、孕激素的作用下，随着月经周期的变化，会有增生和复旧的改变。由于某些原因引起内分泌激素代谢失衡，雌激素水平增高，可以出现乳腺组织增生过度和复旧不全。经过一段时间以后，增生的乳腺组织不能完全消退，就会形成乳腺增生症。

乳腺增生在不同年龄组有不同特点。未婚、已婚未育、尚未哺乳的女性，其主要症状为乳腺胀痛，可同时累及双侧，但多以一侧偏重。月经前乳腺胀痛明显，月经过后即见减轻并逐渐停止，下次月经来临前疼痛再度出现，整个乳房有弥漫性结节感，并伴有触痛。35岁以后女性主要症状是乳腺肿块，乳疼和触痛较轻，且与月经周期无关。用手触摸乳房可摸到大小不等、扁圆形或不规则形、质地柔韧的结节，边界不清楚，与皮肤及深部组织无粘连，可被推动。45岁以后常表现为单个或多个散在的囊性肿物，边界清楚，多伴有钝痛、胀痛或烧灼感。绝经后妇女乳房腺体萎缩，囊性病变更为突出。乳房疼痛的严重程度与结节的有无及范围无相关性，疼痛可向腋下、肩背部扩散。少数患者可伴发乳头溢液。由于病因来自身体内分泌功能紊乱，故除乳房方面的症状外，同时还可出现月经不规律、急躁、易怒等症状。

乳腺增生的检查

- **乳房触诊**。女性乳房是凹凸不平的，许多妇女自己摸到的肿块只不过是正常乳腺的凸起。在每次月经到来前，这些肿块会变得更加明显、更容易触及。就乳腺肿块的特点而言，乳腺增生症常会同时或相继在两侧乳房发现多个大小不等、界限不清的结节，可被推动。乳腺纤维腺瘤肿块多为圆形或卵圆形，边界清楚，表面光滑，与皮肤及周围组织无粘连，活动度大，触之有滑脱感。乳腺癌的肿块多为单发结节，边缘不规则，多数质地较硬，常与皮肤粘连。

- **彩超**。方便、无创伤，可多次重复。依据乳腺结节的形状、囊实性和与周围组织的关系，可对乳腺增生症、乳腺纤维腺瘤和乳腺癌作出鉴别诊断。

- **X 线摄影**。具有较高的诊断价值，能清晰显示乳腺各层组织及钙化灶，对鉴别良、恶性病变及早期发现乳腺癌具有一定优势，但对年轻女性、致密型乳腺（腺体密度 >70%）显像欠佳。

- **磁共振**。能快速获得乳房内部结构的高精确度图像，对人体没有不良影响。更适合乳房内多发小病灶，或位置较深的病灶，以及置入乳房假体患者的检查。故彩超和乳腺 X 线摄影发现高度可疑病灶时，可进一步进行磁共振检查。

- **病灶穿刺活检**。乳腺结节为排除恶性病变，必要时可进行病灶穿刺检查。该项检查是一种创伤性检查，也是诊断和排除乳腺癌的"金标准"。

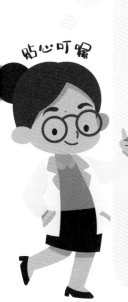

贴心叮嘱

心理疏导

　　乳腺增生的发生往往与精神紧张、压力大有关。治疗乳腺增生症首先就是要舒缓生活和工作压力，消除烦恼，保持心情舒畅和心态平和。

中医中药治疗

　　中医认为，乳腺增生始于肝郁，而后血淤痰凝成块，宜疏肝理气，活血化瘀，软坚散结。柴胡、白芍、香附、橘叶、丹参、地龙都是中医处方中的常用药。

　　在日常生活中，要建立良好的生活方式，保持心情舒畅。坚持体育锻炼，养成每月 1 次的乳房自查习惯。

穴位缓解乳腺增生

中医认为，乳腺增生主要是由气血不畅通造成的，与女性的心理、生活和饮食习惯有很大关系。可以通过按摩肝经、胆经上的穴位，消除身体的积滞，促进气血的通畅，让乳腺增生在按摩中得到改善。按摩的穴位有渊腋穴、辄筋穴、三阴交穴、太冲穴。其中渊腋穴、辄筋穴是胆经的要穴，三阴交穴对于女性作用很大，太冲穴是肝经的原穴，这几个穴位对于疏通经络很有益处。按摩时每个穴位点按 180 次，以感觉到酸麻为度。

如果是轻度的增生，一般一周到半个月会感觉到增生减轻；如果增生严重，就需要坚持按摩一段时间，同时需要到医院进行综合治疗，才会达到理想的效果。

贴心叮嘱

渊腋穴

渊腋穴位于人体胸外侧区，第 4 肋间隙中，在腋中线上。按摩渊腋穴时，背部肌肉尽量往上伸展，保持挺直的姿势，用拇指指腹按压穴位，动作要缓慢，按下时会感觉到轻微的疼痛感。

三阴交穴

三阴交穴在小腿内侧，内踝尖上 3 寸，胫骨内侧缘后际。将拇指放在三阴交穴的表面，用力向下按压，按 1 分钟后停下来，间隔一下，再按 1 分钟。注意，孕期和经期不要按摩三阴交穴。

慢跑

除了刺激穴位外，慢跑也是缓解乳房胀痛一个很好的方法。气机不畅、血淤湿阻是引起冲任失调型乳房胀痛的主要原因，而慢跑可以改善呼吸，顺畅气血。慢跑时的姿势不必刻意像专业运动员那样，只要在轻松的状态下锻炼就可以了。跑步时肩部要放松，避免含胸。

乳腺增生食疗方

乳腺增生和情绪有着密切的关系，少生气是预防和治疗乳腺增生的关键。遇到不顺心的事情时，我们首先应该改变自己的心境。因为客观因素是无法改变的，我们唯一能做的就是换个不同的角度看问题，改变自己的心态。此外，乳腺增生患者还可以采用食疗的方法来缓解症状。

玫瑰花和蚕豆花、丝瓜络均有很好的疏肝理气、解郁散结的功效。海带含有丰富的碘，能够辅助治疗乳腺增生。

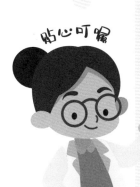

贴心叮嘱

蚕豆玫瑰花茶

玫瑰花6克，蚕豆花10克。将原料分别洗净，沥干，一同放入茶杯中，加开水冲泡，盖上杯盖，闷10分钟即可。可代茶饮。

胡萝卜海带汤

鲜海带丝50克，胡萝卜丝20克，香油10毫升，盐2克。砂锅里加入水将海带丝稍煮，再加入其他食材，继续煎煮30分钟即可。

玉米丝瓜络汤

玉米100克，丝瓜络50克，橘核10克，鸡蛋1个。将玉米、丝瓜络和橘核一同放入锅中加水熬煮1小时，然后打入蛋花，即可服用。

盆腔炎

　　导致盆腔炎的原因有很多，女性朋友在日常的生活中应该如何注意呢？盆腔炎到底有哪些危害呢？

　　盆腔炎往往是由一种以上病原体所致的混合性感染。病原体虽然可以通过血液或淋巴传播，或是由四周的组织或器官直接蔓延而来，但绝大多数的盆腔炎是由阴道内的病原体沿黏膜面上行达盆腔器官引起的。生殖器官及四周组织的炎症往往不是孤立的，多是相互影响，同时发炎。

　　盆腔炎一般又分为急性盆腔炎和慢性盆腔炎。

　　患有急性盆腔炎的人通常有急性感染病史，会感到下腹隐痛、肌肉紧张、有压痛及反跳痛，伴有心率快、发热，阴道有大量脓性分泌物；病情严重时可有高热、头痛、寒战、食欲缺乏、白带异常、小腹胀痛、腰部酸痛等；有腹膜炎时可能会出现恶心、腹胀、呕吐、腹泻等；有脓肿形成时，可有下腹包块及局部压迫刺激症状，包块位于前方可有排尿困难、尿频、尿痛等，包块位于后方可致腹泻。

　　患慢性盆腔炎时，患者全身症状为低热、易感疲劳；部分患者由于病程长而出现神经衰弱症状，如失眠、精神不振、周身不适等；有的患者还会出现下腹部坠胀、疼痛及腰骶部酸痛，常在劳累、月经前后加剧。盆腔炎的发生往往累及双侧输卵管，造成管腔粘连，甚至完全阻塞，使卵子、精子或受精卵的通行发生障碍，导致不孕。

引发盆腔炎的原因

引起急性盆腔炎的主要病因：产后或流产后感染、宫腔内手术操作术后感染、经期卫生不良、邻近器官的炎症直接蔓延等。急性盆腔炎可使机体发生急性子宫内膜炎及急性子宫肌炎、急性输卵管炎、输卵管积脓、输卵管卵巢脓肿、急性盆腔结缔组织炎、急性盆腔腹膜炎、败血症及脓毒血症等。

慢性盆腔炎常为急性盆腔炎未能彻底治疗，或患者体质较差，病程迁延所致。它可使机体发生慢性输卵管炎与输卵管积水、输卵管卵巢炎及输卵管卵巢囊肿、慢性盆腔结缔组织炎。

盆腔炎饮食宜忌

适宜吃的食物：应食具有清热祛湿功效的食物，如赤小豆、绿豆、冬瓜、扁豆、马齿苋等；应食具有活血理气功效的食物，如山楂、桃仁、果丹皮、橘核、橘皮、玫瑰花、金橘等；适当补充蛋白质，如猪瘦肉、鸭肉等；急性盆腔炎患者应多饮水，给予半流质饮食，如米汤、藕粉、葡萄汁、苹果汁、酸梅汤等。

最好不要吃的食物：禁食生冷之物，如冷饮、凉茶等；忌食辛辣刺激性食物，如辣椒等；不宜食肥腻、寒凉黏滞食物，如肥肉、蟹、田螺、腌制品等；禁烟、酒。

盆腔炎注意事项

盆腔炎不仅给患者带来很多身体上的难言之苦，同时还可能引起多种并发症，因此，盆腔炎患者要特别加强对自己卫生意识的培养，在治疗的同时也要加强护理。盆腔炎患者要注意的事项有以下几点：

日常卫生。保持外阴清洁，勤换内裤。毛巾、袜子、内裤要分开洗。毛巾、内裤定期用开水烫，并在阳光下暴晒晾干。外阴瘙痒者，勿用手搔抓，以防感染。避免不洁性交，若伴侣有性病，则需一同治疗。保持大便通畅。有下腹痛，伴白带色、质、量、味异常者，应及时就诊。

经期卫生。经期及月经未净应禁房事、盆浴及游泳，以防感染。经期勤换经垫及内裤，并用温水清洗外阴，忌盆浴。

患者要正确认识盆腔炎，树立战胜疾病的信心，保持心情舒畅。急性期应卧床休息，避免过度劳累。

盆腔炎饮食保健

土茯苓性平，味淡、甘，可健脾、解毒、利湿。

芡实，又名"鸡头米"，性平，味涩、甘，归脾经、肾经，可补脾祛湿、益肾固精。

金樱子性平，味酸、甘、涩，可固精补益。

石菖蒲性温，味辛、苦，善舒心气、畅心神、怡心情、益心志；也具清芬之气，具利气化浊、祛邪疗带之功效。

故以上4味药组成的食疗方，性平，不寒不燥，对缓解慢性盆腔炎有一定效果。

土茯苓猪肉汤

土茯苓50克，芡实30克，金樱子15克，石菖蒲12克，猪瘦肉100克。上述药加水适量，慢火煲汤，加盐调味，饮汤食肉。可健脾补肾、解毒祛湿。适用于慢性盆腔炎、阴道炎、宫颈炎患者。

金银花对多种细菌如葡萄球菌、链球菌、肺炎球菌、大肠杆菌等均有不同程度的抑制作用。盆腔炎患者可适当食用。

金银花苦菜汤

苦菜100克，金银花20克，蒲公英25克，青萝卜片200克。以上4味共煎煮，去药渣后吃萝卜喝汤，能清热解毒。每日1剂。

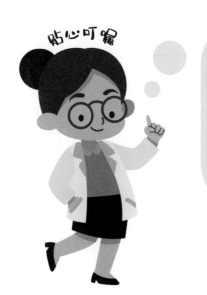

贴心叮嘱

患有盆腔炎的女性朋友，要随时保持乐观的心态，在医生的叮嘱下加强身体锻炼，多到户外走动，呼吸新鲜空气，有益于病情的好转。

盆腔炎食疗方

冬瓜子，即冬瓜的种子，为葫芦科植物冬瓜的种子晒干而成，呈扁平的长卵圆形或长椭圆形，剥去种皮后，可见乳白色的种仁，有油性，味微甜。冬瓜子为较常用中药。中医认为，冬瓜子清热渗湿、消痈利尿，可辅助治疗各种炎症及女子湿热带下等症。

银蜜瓜仁汤

冬瓜子、金银花各 20 克，黄连 2 克，蜂蜜适量。金银花加水煎煮，去渣取汁，用药汁煎冬瓜子，15 分钟后入黄连、蜂蜜即可。

青皮在中药里属于理气药，具有疏肝破气、消积化滞的功效；红花属于活血化瘀药，具有活血通经、散瘀止痛的功效。青皮与红花一个理气，一个活血，一同泡水饮用有理气活血的功效。活血化瘀后能促进盆腔血液循环，有利于炎症的缓解。

青皮红花饮

青皮、红花各 10 克。青皮晾干后切成丝，与红花同入砂锅，加水浸泡 30 分钟，煎煮 30 分钟，用洁净纱布过滤，去渣，取汁即可。

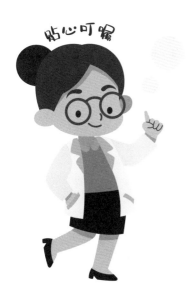

贴心叮嘱

急性盆腔炎发作是很痛苦的，所以患者要去医院积极进行治疗。慢性盆腔炎患者也要在医生的指导下进行食疗，本书介绍的食物只可作为辅助治疗。

失眠多梦

　　失眠是指无法入睡或无法保持睡眠状态，导致睡眠不足。睡眠不足的人，起床后往往精力不济，容易疲劳、犯困，脸色比较差。睡眠不佳与体内的雌激素不足有一定关系。随着年龄的增长，女性的卵巢功能逐步下降，较明显的变化就是雌激素的降低，从而出现各种不适，失眠就是其中一个比较典型的症状。失眠还会导致女人面色不佳，有黑眼圈。

　　此外，失眠在一定程度上也和心理问题、精神问题有关。工作紧张、精神不放松、各种各样的压力接踵而至，让人无法安心睡眠，严重者甚至整夜失眠。

血虚可致失眠头痛

　　失眠与心火大、肝火旺盛、气虚血虚也有一定关系。如果你时常出现不明原因的头痛、眩晕等不适症状，可能是由于血虚造成的。这种头晕在中医被称为"血虚眩晕"。血虚眩晕，多因生血不足，或失血过多而引起。除了头痛眩晕，还会出现心悸气短、神疲乏力、饮食不佳等症状，严重者还会感到手足麻木、虚烦失眠。

把心管好可安眠

说到失眠，大家要注意的是，衡量失眠的标准很重要，首先不能以睡眠时间作为衡量标准，有的人可能每天只睡 5 个小时就能保证一天的精力充沛，这不叫作失眠。睡眠的时间因人而异，而判断失眠症的标准应该看是否影响到了工作和生活质量。有的人换了睡觉的地方，或者睡前过于兴奋，会导致睡不着，但这些情况都不能称为失眠。连续 3 个月以上，出现难以入眠，睡后易醒，睡眠不实，伴有疲劳、记忆力下降等症状，才叫失眠。

中医认为，心主神志。睡眠的问题归心管，一旦人气血不足，心失所养，就会出现失眠的症状。另外，还有一种人长期情绪不畅，郁郁寡欢，导致肝郁气滞。一旦气机不畅，壅滞在身体里面，到达不了该到的地方，就会化火扰心，导致失眠。

中医认为，胃不和则卧不安。人的胃肠失调也会导致气机失畅，进而内扰心神。中医还有个说法，劳则气耗。随着年龄的增大，人的气是不断减少的，所以很多老年人的睡眠时间就比年轻人短，睡眠质量也不高，晚上易醒，这多跟气耗有关系。

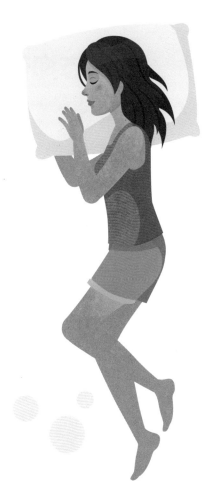

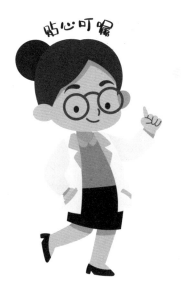

贴心叮嘱

晚上睡不着不能着急，越是着急越睡不着。遇到睡不着的情况时先深呼吸几次，把精力放在调节呼吸上，刚开始呼气时尽量发出"嘘"的声音，这样可以转移心理上的压力，又有促进睡眠的作用。

情志抑郁

对女性来说，雌激素是不能少的。若是体内的雌激素不足，女性就会身材不好，面色不佳，整天没精神，还易心情抑郁。尤其是更年期女性，随着雌激素分泌量越来越少，情志抑郁的情况可能会日益严重。抑郁患者的突出症状是持久的情绪低落，表现为表情阴郁、无精打采、困倦、易流泪和哭泣，对日常活动缺乏兴趣，意志力降低，很难专心工作，而且大多伴随失眠、头痛、眼花、耳鸣等症状。

情志抑郁多由于阳气不足

所谓阳气，就是人的生命之气，即中医所说的元气。人正是依靠这股阳气的推动和温煦、蒸腾与生发功能，才得以让体内的血液流通和运行，营养脏腑经络、四肢百骸、肌肉皮毛。正所谓"阳气在人在，阳气无人亡"。

大多数抑郁是由于阳气不足而引起的。阳气不足的原因在于人体消耗的阳气超过了补充的阳气量，致使人体阳气总量低于维持正常运转所需。阳气不足有先天遗传的因素，也有后天不良生活习惯的因素。

想要缓解这种身体状态，就要补充体内阳气。一是进行运动，如慢跑、散步，可以让全身的经络、气血、骨骼、肌肉动起来，有助于调节五脏六腑的功能，促进新陈代谢；二是适量食用有温补作用的食材，如羊肉、红枣、桂圆等，可补阳气。

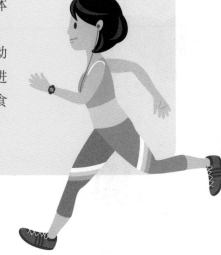

肝气不舒则精神抑郁

肝主要负责调节精神和情志。肝的疏泄功能正常，人体就能较好地协调自身的精神、情志活动，表现为精神愉快、心情舒畅。肝疏泄不畅时，则表现为精神抑郁、多愁善感、沉闷欲哭、胸胁胀闷等；疏泄太过，则表现为兴奋状态，如烦躁易怒、头晕胀痛、失眠多梦等。

肝还能维持气血、津液的运行。肝的疏泄功能直接影响着气机的调畅。而且，气是血液运行的动力，气行则血行，气滞则血淤。如果肝失疏泄，气滞血淤，则可见胸胁刺痛，甚至出现肿块，女子还可出现月经不调、痛经和闭经等症状。

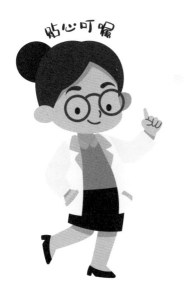

贴心叮嘱

焦虑症和抑郁症是两种不同的疾病。二者虽然都会导致自主神经和非自主神经功能紊乱，但二者的生理反应不同。焦虑的表现是以高唤起为特征，而抑郁则是以抑制为特征。

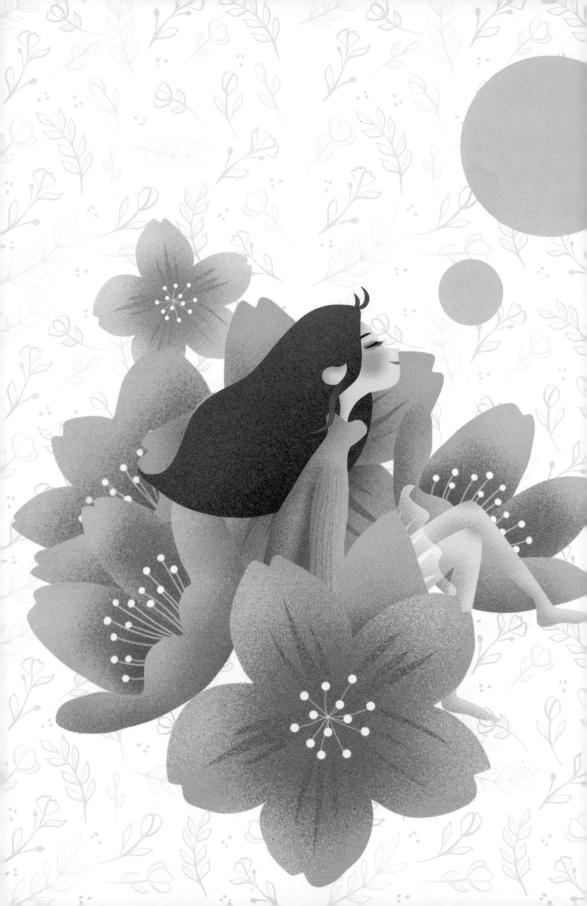

第七章

特殊时期，
给自己特殊的关爱

女人一生要经历经、孕、产、乳等生理过程，这些均与气血息息相关。气血充盈，则身体健康、肌肤润泽；气血亏虚，身体便如枯草一般，气不上盈、血不下达。气血淤滞，身体就会危机重重。因此，气血调养是女人一生都应该学习的课程。

备孕期

影响『孕』气的重要因素

子宫的位置不影响受孕

子宫位于骨盆腔中央，是产生月经和孕育胎儿的器官。一般来说，子宫的位置可分为子宫前位、子宫平位、子宫后位 3 种。想了解子宫的位置情况只需要做一次 B 超检查就可以了。子宫的位置一般不影响受孕。

子宫平位：子宫位置居中为平位。

子宫前位：子宫体向前倾斜，子宫颈侧向后向下，使子宫体呈前屈状。

子宫后位：整个子宫向后方倾倒，容易使子宫颈呈上翘状态。

卵巢能正常分泌卵子是孕育的前提

卵子是由卵巢产生的。女性在出生时，卵巢内已经有未成熟的卵子存在，日后卵子的数目也不会增加。女性一生排出 400~500 个卵子。若是卵巢功能不好，则不利于卵子的成熟和排出，影响受孕。

输卵管也是能否受孕的关键因素

输卵管的状况也决定了女性能否正常受孕。卵子进入输卵管主要是由于输卵管伞端的捡拾作用。

输卵管的伞端犹如小手，当卵子排出时，伞端会将卵子抓住，通过蠕动把卵子送到输卵管腔，精子和卵子结合，使女性受孕。

若是盆腔有炎症，会导致输卵管阻塞。这样精子运行的通路就被堵住了，不利于精子和卵子的结合，从而影响受孕。

久不孕育的女性要对输卵管的状况引起重视，及早检查发现输卵管的问题，及时治疗。

吃来好"孕"

备孕期间注意饮食能增强身体的功能，提高受孕能力。女性备孕期间可多食用蛋白质、叶酸以及维生素等含量比较高的食物，诸如鱼、虾、蛋类、豆制品、木耳、黑芝麻、红枣、花生以及新鲜的蔬菜、水果等。

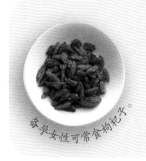

备孕女性可常食枸杞子。

枸杞子、桑葚、山药以及黑五类①能强肾

中医认为肾为先天之本，主管生长发育及生殖。肾精足，肾阴、肾气不虚者，相比肾虚的人，更容易怀孕。备孕女性可常用枸杞子、桑葚、山药进行食疗，饮食上可常食"黑五类"食物。

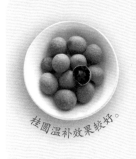

桂圆温补效果较好。

桂圆当归煲羊肉汤，暖身补血

手脚冰凉的女性多为宫寒。子宫是胎儿生长的地方，若其太"冷"，自然不易受孕。为此，宫寒的女性需除寒助阳。桂圆、当归都具有温补效果，羊肉助热的效果非常好，当归还能补血。可以说，这是一道暖身补血的食疗方。

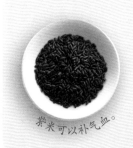

紫米可以补气血。

紫米猪肝粥，让卵泡发育得更好

气血充足的女性更容易受孕。气血不足，卵巢的内环境就不好，导致卵泡发育不良。气血不足还会导致子宫内环境不好，自然受孕困难。常吃紫米猪肝粥可补气血。

①黑五类食物是指黑木耳、黑芝麻、黑豆、黑米、黑枣。

孕期

孕期气血不足，易造成习惯性流产

习惯性流产是指连续自然流产3次及3次以上者。中医认为，习惯性流产的主要原因在于脾虚和肾虚。脾胃可化生气血，肾又主生殖，若是脾胃和肾的生理功能较弱，会导致气血不足。气虚不能载胎，血虚不能养胎，所以容易流产。那么，怀孕初期气血不足怎么办呢？

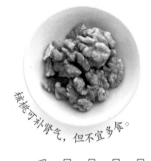

核桃可补肾气，但不宜多食。

吃点核桃补肾气

习惯性流产者可以适当吃点核桃。中医认为，核桃的主要功效为补肾气、益精血，还能让肤色红润起来。虽然核桃有较好的补益效果，但核桃中的油脂含量比较高，所以一次不可食用过多，若是吃得太多容易出现腹泻、消化不良等症状。

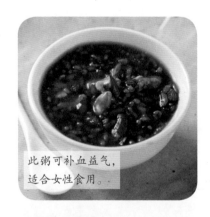

此粥可补血益气，适合女性食用。

核桃紫米粥

原料：核桃仁30克，葡萄干10克，紫米100克，冰糖适量。

做法：葡萄干洗净；紫米洗净，浸泡2小时。锅置火上，放入紫米和适量水，大火烧沸后改小火熬煮。待粥煮至黏稠时，放入葡萄干、核桃仁，小火继续煮15分钟，放入冰糖，搅拌均匀即可。

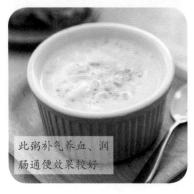

此粥补气养血、润肠通便效果较好。

核桃牛奶燕麦粥

原料：燕麦片50克，核桃仁30克，牛奶、冰糖各适量。

做法：核桃仁研碎。将牛奶放入煮奶锅中，煮沸，放入燕麦片。小火煮到燕麦熟后，撒入核桃仁和冰糖，小火再煮10分钟即可食用。

孕期——补气血黄金期

很多女性朋友在怀孕初期会出现气血不足的症状，如面色萎黄、食欲下降、四肢冰凉、畏寒怕冷、头晕眼花、失眠多梦等。当出现这些气血不足的症状时，应及时调理气血，以免危害自身和胎儿的健康。

多吃补血食物

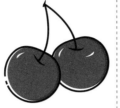

很多孕妇在怀孕早期会出现气血不足的症状。建议在日常饮食中多吃些补血的食物，比如猪肝、瘦肉、鸡蛋、菠菜、樱桃、黑芝麻、木耳等。当体内的血液充足时，就可以起到间接补气的作用，因为两者是相辅相成的。

多吃补气食物

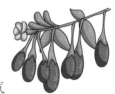

怀孕初期出现气血不足的症状，可多吃些补气的食物。常见的补气食物有红枣、山药、葡萄、黑豆、鸡肉、香菇、枸杞子等。这些补气的食物可以和补血的食物一同食用，效果更佳。

积极改善睡眠

怀孕初期的女性朋友很可能会出现睡眠质量下降的情况，比如入睡困难、睡眠浅、很容易被惊醒、多梦等，这些症状会导致睡眠质量下降，建议积极改善睡眠，营造安静的睡眠环境。另外，睡前泡脚也能起到改善睡眠的作用。

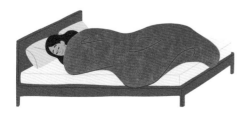

适当活动

对于怀孕初期的女性朋友来说，适当的活动，可以起到促进血液循环的作用，从而改善气血不足的症状，如散步、做舒缓的瑜伽等。

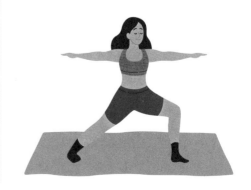

产后

产后调理好，健康与美丽并存

生完宝宝后，女人本来就处于血虚、气虚、肾脏过劳的阶段，再加上哺乳、照顾新生儿，那更是雪上加霜了。所以，职场女性生完宝宝后，不要急于工作，要让身体和心理有一个恢复的过程。

1 周喝 2 次山药白扁豆煲母鸡汤

山药能养肾生精，补益气血，增强身体免疫力；白扁豆能补脾止泻；母鸡能补气益气，强身健体。3 种食材一同煲汤，食用后有健脾补气的功效，比较适合产后体虚的女性食用。

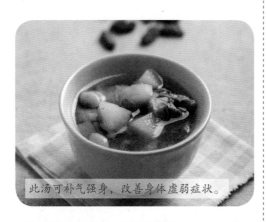

此汤可补气强身，改善身体虚弱症状。

山药白扁豆煲母鸡汤

原料：山药 30 克，白扁豆 15 克，母鸡 1 只，姜、枸杞子、盐各适量。

做法：山药去皮，洗净，切块；白扁豆洗净；姜去皮，切片；枸杞子洗净；母鸡洗净，切块。将山药块、白扁豆、姜片和鸡块一同放入砂锅内，加适量水，大火煮开后转小火煲 2 小时，煮至鸡肉熟烂后，放入枸杞子稍煮，加盐调味即可。

海带适量吃

海带含有丰富的钙、磷、钾以及维生素等营养元素，适量进食对产妇身体恢复和乳汁分泌有一定的促进作用。

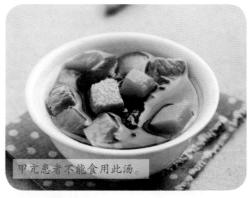

甲亢患者不能食用此汤。

南瓜海带煲肉汤

原料：南瓜、水发海带各 150 克，猪瘦肉 100 克，盐适量。

做法：南瓜去皮去子，切块；海带切片；猪瘦肉切块，在开水中汆烫。上述材料放入砂锅中，大火烧开后转小火煲 3 小时，加盐即可。

分娩耗尽精力，难免会体虚

产妇由于分娩消耗大量体力，分娩后体内激素水平大大下降，新生儿和胎盘的娩出，都使得产妇代谢降低，体质大多从内热到虚寒。因此，中医主张产后宜温补，不宜多吃过于生冷的食物，如冷饮、凉拌菜等。

桂圆红枣茶，补气补血

产后女性身体虚弱，产后容易出现气虚，可导致小便不畅、不通或尿频、失禁，气短懒言，神疲体倦。此时可适量饮用桂圆红枣茶，能补气血、益心脾、安神定志，改善产后排尿异常、气短懒言等症状，对产后女性身体的恢复有益。

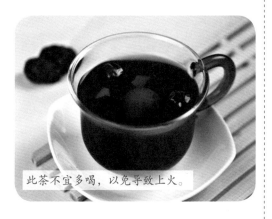

此茶不宜多喝，以免导致上火。

桂圆红枣茶

原料：桂圆 4 颗，红枣 2 颗，蜂蜜适量。

做法：桂圆去壳、核，取肉；红枣洗净。将桂圆肉、红枣及适量水放入锅中，大火煮开，改小火焖煮 5~10 分钟。盛出，晾至温热，调入蜂蜜，搅匀即可。

土豆番茄牛肉汤，美味更补血

牛肉能健胃助气血，番茄能生津止渴，再配上滋补脾胃的土豆，使得本汤美味又营养。产后女性可以常喝，能补益脾胃，给身体补足营养。

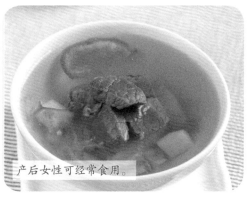

产后女性可经常食用。

土豆番茄牛肉汤

原料：土豆 1 个，番茄 2 个，牛肉 150 克，姜片、生抽、淀粉、油、盐各适量。

做法：牛肉切块，加淀粉、生抽、油拌匀；番茄、土豆去皮切块。锅中倒油，加入牛肉煸炒，加水、姜片炖至八成熟；加入番茄和土豆块煲至熟透，加盐调味即可。

可适当吃些蔬菜、水果

　　传统习俗不让产后妈妈吃蔬菜、水果，怕损伤脾胃和牙齿。其实，新鲜蔬菜和水果中富含维生素、矿物质、果胶及足量的膳食纤维。适量食用水果、蔬菜既可增强食欲、防止便秘，还可为产后妈妈提供必需的营养素。因而，产后禁吃或少吃蔬菜、水果的观念应该纠正一下。水果、蔬菜可做成汤粥，既不用担心脾胃受凉，又能起到防便秘的功效。

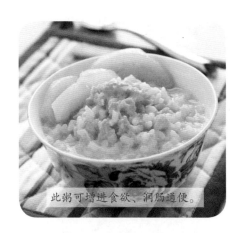

此粥可增进食欲、润肠通便。

牛奶梨片粥

原料： 大米 50 克，牛奶 250 毫升，蛋黄 1 个，梨 30 克，柠檬、白糖各适量。

做法： 将梨去皮去核，切成厚片，加白糖蒸 15 分钟；将柠檬榨成汁，淋在梨片上，拌匀；将牛奶加白糖烧沸，放入大米，烧沸后用小火焖成稠粥，再放入蛋黄，熟后离火；将粥盛入碗中，粥面铺数块梨片即可。

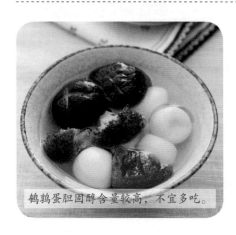

鹌鹑蛋胆固醇含量较高，不宜多吃。

西蓝花鹌鹑蛋汤

原料： 香菇 2 朵，西蓝花 150 克，番茄 1 个，鹌鹑蛋 4 个，高汤、盐各适量。

做法： 西蓝花洗净，切小朵；鹌鹑蛋煮熟，剥皮待用；香菇洗净，切十字花刀；番茄洗净，切块；锅中加适量高汤烧开，放入西蓝花、鹌鹑蛋、香菇、番茄，同煮至熟，加盐调味即可。

妊娠斑，祛除并不难

妊娠斑是由于孕期脑垂体分泌的促黑色素细胞激素增加，以及大量孕激素、雌激素失衡，致使皮肤中的黑色素细胞功能增强而产生的，属于妊娠期生理性变化。

女性朋友们面对妊娠斑不要慌张，只要调整好心态，调好内分泌，斑自然会慢慢淡化。

银耳润肤效果好，能对付妊娠斑

阴虚的女性脸上容易生出妊娠斑，因为身体里面的阴液对面部肌肤具有滋养作用。若是阴精不足，脸部肌肤失养，则易生出妊娠斑。祛除妊娠斑的关键是滋阴，通过滋阴的方法来濡养子宫、卵巢，调节内分泌，让肌肤润泽起来。银耳不仅能滋阴清热，加上其富含天然特性胶质，润肤的效果比较好。用银耳进行食疗，泡发后要一次性食用完，以防营养成分流失。隔夜的银耳易产生亚硝酸盐，不利于身体健康，不宜食用。

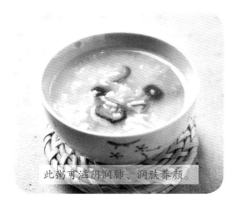
此粥可滋阴润肺、润肤养颜。

银耳山楂粥

原料： 山楂、干银耳各 10 克，大米 100 克，冰糖适量。

做法： 大米淘洗干净；山楂洗净，去核；银耳提前用清水泡发，洗净，撕小朵。将上述食材都放到电饭煲中，加适量的清水，熬煮到大米熟烂，加冰糖调味即可食用。

更年期

气血不足可能会使更年期提前

女性在 45~55 岁，月经逐渐终止，开始进入中年至老年的这个过渡阶段就称为更年期。更年期女性会出现潮热、多汗、烦躁、焦虑、失眠等症状。更年期与卵巢功能衰退、雌激素的分泌减少有一定关系。有的女性还没有到 45 岁，却出现了更年期不适。这种情况应通过补充雌激素、改善卵巢功能来进行调理。

子宫和卵巢是一体的，彼此能相互影响，若是子宫不健康，也会影响到卵巢雌激素、孕激素的分泌，导致更年期提前。所以，想要防止更年期提前到来，不仅要养好卵巢，也要养好子宫。

中医认为，肾主生殖。女性进入更年期后，肾气渐渐衰退，月经减少进而绝经，生殖功能降低进而消失。这一过程是女性正常的生理变化。如果更年期女性身体原本就阴虚或阳虚，或受生活环境因素的不利影响不能适应此过程，则会出现各种更年期症状。

更年期的不适症状，在身体各个系统都有表现。如精神系统：失眠、烦躁、焦虑、记忆力减退、情绪敏感，甚至易怒、易哭、易笑；心血管系统：心悸、心慌、血压偏高或不稳；消化系统：饮食无味、食欲不振、腹胀、腹泻或便秘；泌尿系统：夜尿频多、阴道干涩等。

更年期调气血，食疗很重要

加味逍遥丸可预防更年期综合征

加味逍遥丸是一种缓解更年期症状的中成药，有更年期症状的女性朋友，可以遵医嘱服用。

雪梨熬水喝，调理阴虚

人的体质是由先天遗传和后天饮食、环境等因素共同决定的。有的女性火热之气大，形体消瘦、口燥咽干、手足心热、容易疲劳，这是典型的阴虚体质。阴虚内热，冲任失养，损及子宫、卵巢。另外，虚火灼津，若不及时调理，就会导致内热加重，更年期提前。

阴虚的女性可以每天用雪梨熬水喝。雪梨有养阴清热的效果，但是雪梨性寒，一次不宜多吃，以防损伤脾胃，伤及气血。

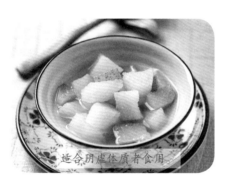
适合阴虚体质者食用

雪梨冰糖水

原料：雪梨半个，冰糖适量。

做法：雪梨洗净，切块。将雪梨置于碗中，放入冰糖，上锅蒸，梨蒸熟后即可食用。

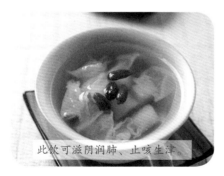
此饮可滋阴润肺、止咳生津。

雪梨银耳枸杞冰糖水

原料：雪梨半个，干银耳1朵，冰糖、枸杞子各适量。

做法：雪梨洗净，切块；银耳泡发，洗净，撕小朵；枸杞子洗净。将准备好的原料放入砂锅中，小火煮40分钟，加适量冰糖调味即可。

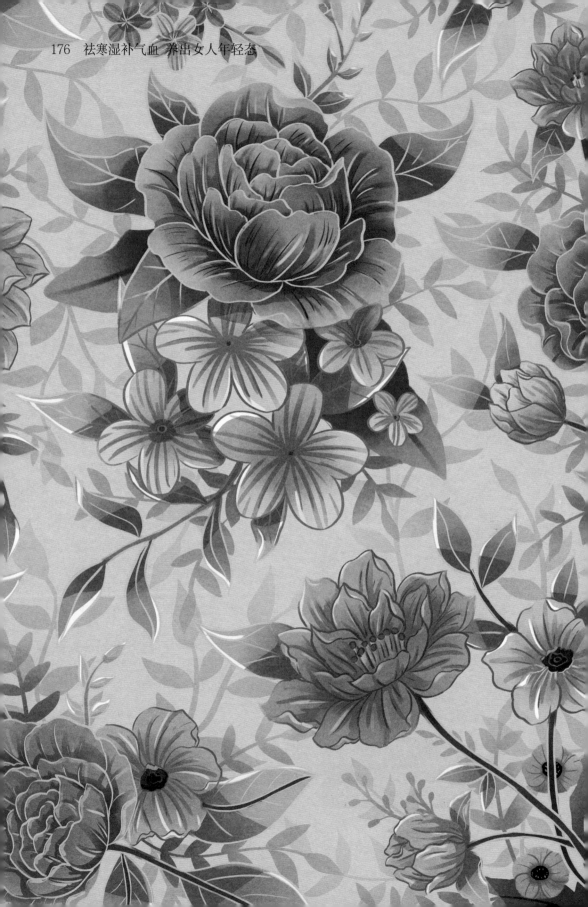